北京地区
住院医师规范化培训细则

（2013 版）

北京市卫生局　编

中国协和医科大学出版社

图书在版编目（CIP）数据

北京地区住院医师规范化培训细则（2013 版）／北京市卫生局编. —北京：中国协和医科大学出版社，2014.1

ISBN 978-7-81136-991-5

Ⅰ．①北⋯　Ⅱ．①北⋯　Ⅲ．①医院-管理-医师-培训-细则-北京市　Ⅳ．①R197.31

中国版本图书馆 CIP 数据核字（2013）第 263569 号

北京地区住院医师规范化培训细则（2013 版）

编　　者：北京市卫生局

责任编辑：韩　鹏

出版发行：**中国协和医科大学出版社**
（北京东单三条九号　邮编 100730　电话 65260378）

网　　址：www.pumcp.com

经　　销：新华书店总店北京发行所

印　　刷：北京佳艺恒彩印刷有限公司

开　　本：787×1092　1/16 开

印　　张：15.5

字　　数：300 千字

版　　次：2013 年 11 月第一版　2013 年 11 月第一次印刷

印　　数：1 — 5000

定　　价：45.00 元

ISBN 978-7-81136-991-5

修 订 说 明

建设具有中国特色的住院医师规范化培训制度是国家医药卫生体制改革中的一项重要任务，是提高我国医师队伍整体能力和水平的根本途径。制订统一、规范的培训标准，对培训时限、培训内容和方法等做出必要的规定，是将住院医师规范化培训落到实处的前提和保证。

2012 年 8 月，北京市卫生局、北京市教育委员会、北京市财政局、北京市人力资源和社会保障局、北京市中医管理局联合颁发《关于推进北京市住院医师规范化培训制度建设的意见》。2013 年又先后印发了《北京市住院医师规范化培训管理办法（试行）》和《北京市住院医师规范化培训基地管理办法（试行）》等配套文件，成立了北京市住院医师规范化培训工作指导委员会和 19 个专科的培训专科委员会，为修订北京的培训标准提供了制度保障，奠定了组织基础。

此次修订工作由北京市住院医师规范化培训工作指导委员会办公室（北京市卫生局科教处）牵头，委托北京医学教育协会组织实施，实行专科委员会负责制。修订工作坚持以国家标准为指导，以提高住院医师岗位胜任力为核心，科学严谨、实事求是。各专科委员会在主任委员的主持下，以委员为骨干，邀请相关临床专家、指导医师和在培住院医师参与，学习和借鉴国外标准，依据国家卫生和计划生育委员会 2013 年 6 月发布的《住院医师规范化培训标准（试行）》（征求意见稿），结合北京实际，经过多次讨论、反复研究、广泛听取意见、求得共识，在时间紧、任务重、要求高的情况下按时完成修订任务。修订后的培训标准更名为《北京地区住院医师规范化培训细则（2013 版）》（以下简称《培训细则（2013 版）》），对各专科培训内容和要求作出明确规定，对既往不妥之处作了必要的调整，力求处理好"宽"与"专"的关系，把握好"基本要求"与"较高要求"的尺度，较好地做到了宽严适度，切实可行。

此次修订工作得到了各专科委员会全体委员、部分指导医师和住院医师、主任委员所在医院教育管理部门以及北京医学教育协会等的大力支持和配合，更饱含《北京地区专科医师培训细则–普通专科（第二版）》全体参编专家的智慧，确保了 2013 年新进入规范化培训的住院医师可以如期使用。谨此对所有为此次修订工作做出贡献的单位、专家和其他参与者表示衷心的感谢！

《培训细则（2013 版）》不妥之处在所难免，希望在使用过程中得到同道和住院医师的批评、指正，以期再版时修改、完善。

编 者
2013 年 10 月

编写人员名单

内　科

主　编　李海潮　北京大学第一医院

副主编　陈江天　北京大学人民医院

　　　　　杜　斌　中国医学科学院北京协和医院

　　　　　贾继东　首都医科大学附属北京友谊医院

编　委（按姓氏拼音排序）

　　　　　陈牧雷　首都医科大学附属北京朝阳医院

　　　　　陈志海　首都医科大学附属北京地坛医院

　　　　　丁士刚　北京大学第三医院

　　　　　方秀才　中国医学科学院北京协和医院

　　　　　郭立新　北京医院

　　　　　洪　涛　北京大学第一医院

　　　　　景红梅　北京大学第三医院

　　　　　贾　强　首都医科大学宣武医院

　　　　　李　彤　首都医科大学附属北京同仁医院

　　　　　梁金锐　首都医科大学附属北京友谊医院

　　　　　林江涛　中日友好医院

　　　　　刘代红　北京大学人民医院

　　　　　刘　刚　北京大学第一医院

　　　　　刘文虎　首都医科大学附属北京友谊医院

　　　　　孟庆华　首都医科大学附属北京佑安医院

　　　　　潘　慧　中国医学科学院北京协和医院

　　　　　苏　茵　北京大学人民医院

　　　　　佘丹阳　中国人民解放军总医院

童朝辉　首都医科大学附属北京朝阳医院

徐　娟　首都医科大学宣武医院

徐小元　北京大学第一医院

杨金奎　首都医科大学附属北京同仁医院

张　文　中国医学科学院北京协和医院

周玉杰　首都医科大学附属北京安贞医院

文　秘　王　颖　北京大学第一医院

外　科

主　编　康　骅　首都医科大学宣武医院

副主编　于健春　中国医学科学院北京协和医院

李　简　北京大学第一医院

丁　易　北京积水潭医院

编　委（按姓氏拼音排序）

安友仲　北京大学人民医院

曹卫红　中国人民解放军空军总医院

陈　凛　中国人民解放军总医院

韩文科　北京大学第一医院

黄晓波　北京大学人民医院

贾建国　首都医科大学宣武医院

柳春明　中国人民解放军总医院

刘德若　中日友好医院

罗新锦　中国医学科学院阜外心血管病医院

曲　军　北京大学人民医院

芮　羲　中国医学科学院北京协和医院

沈惠良　首都医科大学宣武医院

孙垂国　北京大学第三医院

孙立忠　首都医科大学附属安贞医院

覃凤均　北京积水潭医院

王建业　北京医院

王振宇　北京大学第三医院

吴　念　中国医学科学院整形外科医院

杨培谦　首都医科大学附属北京友谊医院

张志泰　首都医科大学附属北京安贞医院

张忠涛　首都医科大学附属北京友谊医院

赵继宗　首都医科大学附属北京天坛医院

赵　茹　中国医学科学院北京协和医院

甄文俊　北京医院

文　秘　张钰鹏　首都医科大学宣武医院

妇产科

主　编　李　坚　首都医科大学附属北京妇产医院

副主编　杨慧霞　北京大学第一医院

万希润　中国医学科学院北京协和医院

编　委（按姓氏拼音排序）

范　玲　首都医科大学附属北京妇产医院

高志英　中国人民解放军总医院

郝增平　首都医科大学附属北京友谊医院

卢　丹　首都医科大学附属北京妇产医院

蔺　莉　首都医科大学附属北京友谊医院

刘欣燕　中国医学科学院北京协和医院

王建六　北京大学人民医院

徐　阳　北京大学第一医院

赵扬玉　北京大学第三医院

秦　俭　首都医科大学宣武医院

杨立沛　首都医科大学附属北京友谊医院

于东明　首都医科大学附属北京天坛医院

张国强　中日友好医院

朱华栋　中国医学科学院北京协和医院

朱继红　北京大学人民医院

文　秘　何新华　首都医科大学附属北京朝阳医院

神经内科

主　编　王拥军　首都医科大学附属北京天坛医院

编　委（按姓氏拼音排序）

陈海波　北京医院

崔丽英　中国医学科学院北京协和医院

黄旭升　中国人民解放军总医院

贾建平　首都医科大学宣武医院

李继梅　首都医科大学附属北京友谊医院

袁　云　北京大学第一医院

文　秘　张在强　首都医科大学附属北京天坛医院

周　衡　首都医科大学附属北京天坛医院

皮肤科

主　编　涂　平　北京大学第一医院

副主编　连　石　首都医科大学宣武医院

晋红中　中国医学科学院北京协和医院

编　委（按姓氏拼音排序）

常建民　北京医院

何焱玲　首都医科大学附属北京朝阳医院

张建中　北京大学人民医院

眼　科

主　编　张　风　首都医科大学附属北京同仁医院

副主编　鲍永珍　北京大学人民医院

　　　　唐　炘　首都医科大学附属北京同仁医院

编　委（按姓氏拼音排序）

　　　　黄一飞　中国人民解放军总医院

　　　　李朝辉　中国人民解放军总医院

　　　　潘英姿　北京大学第一医院

　　　　彭晓燕　首都医科大学附属北京同仁医院

　　　　任泽钦　北京大学人民医院

　　　　王艳玲　首都医科大学附属北京友谊医院

　　　　晏晓明　北京大学第一医院

　　　　叶俊杰　中国医学科学院北京协和医院

文　秘　王海燕　首都医科大学附属北京同仁医院

　　　　黄　焱　首都医科大学附属北京同仁医院

耳鼻咽喉科

主　编　刘　博　首都医科大学附属北京同仁医院

副主编　韩东一　中国人民解放军总医院

编　委（按姓氏拼音排序）

　　　　崔顺久　首都医科大学附属北京同仁医院

　　　　高志强　中国医学科学院北京协和医院

　　　　亓　放　中国医学科学院北京协和医院

　　　　孙建军　中国人民解放军海军总医院

　　　　王洪田　中国人民解放军总医院

肖水芳　北京大学第一医院

徐　文　首都医科大学附属北京同仁医院

张立红　北京大学人民医院

周　兵　首都医科大学附属北京同仁医院

文　秘　张　娜　首都医科大学附属北京同仁医院

宋晓红　首都医科大学附属北京同仁医院

精神科

主　编　李占江　首都医科大学附属北京安定医院

副主编　唐宏宇　北京大学第六医院

杨甫德　北京回龙观医院

编　委（按姓氏拼音排序）

陈　群　首都医科大学附属北京安定医院

郭延庆　北京大学第六医院

任艳萍　首都医科大学附属北京安定医院

谭云龙　北京回龙观医院

文　秘　吴　迪　首都医科大学附属北京安定医院

儿外科

主　编　孙　宁　首都医科大学附属北京儿童医院

副主编　张　建　首都医科大学附属北京儿童医院

编　委（按姓氏拼音排序）

陈永卫　首都医科大学附属北京儿童医院

李晓峰　首都医科大学附属北京儿童医院

马丽霜　首都儿科研究所

孙　琳　首都医科大学附属北京儿童医院

叶　辉　首都儿科研究所

张学军　首都医科大学附属北京儿童医院

张晓伦　首都儿科研究所

文　秘　刘婷婷　首都医科大学附属北京儿童医院

康复医学科

主　编　张　皓　北京博爱医院

副主编　宋为群　首都医科大学宣武医院

谢欲晓　中日友好医院

编　委（按姓氏拼音排序）

高　谦　中国人民解放军总医院

顾　新　北京医院

王宁华　北京大学第一医院

周谋望　北京大学第三医院

文　秘　王晓艳　北京博爱医院

麻醉科

主　编　田　鸣　首都医科大学附属北京友谊医院

副主编　冯　艺　北京大学人民医院

李天佐　首都医科大学附属北京同仁医院

米卫东　中国人民解放军总医院

编　委（按姓氏拼音排序）

韩如泉　首都医科大学附属北京天坛医院

卢家凯　首都医科大学附属北京安贞医院

卿恩明　首都医科大学附属北京安贞医院

王东信　北京大学第一医院

王　军　北京大学第三医院

王天龙　首都医科大学宣武医院

易　杰　中国医学科学院北京协和医院

赵　晶　中国医学科学院北京协和医院

左明章　北京医院

张秀华　中国医学科学院北京协和医院

张亚军　中日友好医院

文　秘　朱　倩　首都医科大学附属北京友谊医院

医学影像科

主　编　金征宇　中国医学科学院北京协和医院

副主编　王荣福　北京大学第一医院

　　　　朱　强　首都医科大学附属北京同仁医院

　　　　李坤成　首都医科大学宣武医院

编　委（按姓氏拼音排序）

程晓光　北京积水潭医院

何　文　首都医科大学附属北京天坛医院

贺　文　首都医科大学附属北京友谊医院

李　方　中国医学科学院北京协和医院

李建初　中国医学科学院北京协和医院

李治安　首都医科大学附属北京安贞医院

马云川　首都医科大学宣武医院

王　茜　北京大学人民医院

王　铁　首都医科大学附属北京朝阳医院

王霄英　北京大学第一医院

王振常　首都医科大学附属北京友谊医院

姚克纯　中国人民解放军空军总医院

周　诚　北京医院

文　秘　薛华丹　中国医学科学院北京协和医院

范 岩　　北京大学第一医院

范秀萍　　首都医科大学附属北京同仁医院

医学检验科

主　编　康熙雄　　首都医科大学附属北京天坛医院

副主编　张　曼　　北京世纪坛医院

　　　　　王清涛　　首都医科大学附属北京朝阳医院

编　委（按姓氏拼音排序）

　　　　　崔　巍　　中国医学科学院北京协和医院

　　　　　苏建荣　　首都医科大学附属北京友谊医院

　　　　　王成彬　　中国人民解放军总医院

　　　　　袁　慧　　首都医科大学附属北京安贞医院

　　　　　赵　昕　　北京医院

　　　　　张国军　　首都医科大学附属北京天坛医院

　　　　　张会英　　北京积水潭医院

　　　　　张　捷　　北京大学第三医院

文　秘　吕　虹　　首都医科大学附属北京天坛医院

临床病理科

主　编　卢德宏　　首都医科大学宣武医院

副主编　刘冬戈　　北京医院

　　　　　沈丹华　　北京大学人民医院

编　委（按姓氏拼音排序）

　　　　　崔全才　　中国医学科学院北京协和医院

　　　　　笪冀平　　中日友好医院

　　　　　金木兰　　首都医科大学附属北京朝阳医院

全科医学科

主　编　杜雪平　首都医科大学附属复兴医院月坛社区卫生服务中心

副主编　高　嵩　北京大学第一医院

　　　　刘淼冰　首都医科大学附属北京朝阳医院

　　　　李　敏　首都医科大学附属北京友谊医院

编　委（按姓氏拼音排序）

　　　　白文佩　北京大学第一医院

　　　　常淑玲　北京市西城区展览路社区卫生服务中心

　　　　陈学和　北京市顺义区医院

　　　　迟心左　首都医科大学宣武医院

　　　　丁　静　首都医科大学附属复兴医院月坛社区卫生服务中心

　　　　郭丹杰　北京大学人民医院

　　　　韩　磊　北京市大兴区医院

　　　　韩彤妍　北京大学第三医院

　　　　金爱春　北京市通州区潞河医院

　　　　李建华　北京市朝阳区三里屯社区卫生服务中心

　　　　李学智　北京市密云县医院

　　　　刘　杰　北京大学人民医院

　　　　马秀华　北京市大兴区医院

　　　　梅　雪　首都医科大学附属北京朝阳医院

　　　　孙长怡　首都医科大学宣武医院

　　　　孙卫莉　北京市西城区陶然亭社区卫生服务中心

　　　　魏　扬　北京市西城区羊坊店社区卫生服务中心

　　　　吴　浩　北京市丰台区方庄社区卫生服务中心

　　　　杨爱君　首都医科大学附属北京友谊医院

　　　　赵　宁　首都医科大学附属北京友谊医院

　　　　周亦伦　首都医科大学附属北京朝阳医院

文　秘　严春泽　首都医科大学附属复兴医院月坛社区卫生服务中心

药剂科住院药师

主　编　王育琴　首都医科大学宣武医院

副主编　甄健存　北京积水潭医院

　　　　孙路路　北京世纪坛医院

　　　　李玉珍　北京大学人民医院

编　委（按姓氏拼音排序）

　　　　冯婉玉　北京大学人民医院

　　　　郭代红　中国人民解放军总医院

　　　　陆　进　中日友好医院

　　　　梅　丹　中国医学科学院北京协和医院

　　　　史丽敏　首都医科大学附属北京友谊医院

　　　　杨毅恒　北京大学第三医院

　　　　翟所迪　北京大学第三医院

　　　　赵志刚　首都医科大学附属北京天坛医院

文　秘　王淑洁　首都医科大学宣武医院

目　　录

内科培训细则

内科学是一门涉及面广、整体性强的临床医学，包括心血管内科、呼吸内科、消化内科、肾脏内科、血液内科、内分泌科、风湿免疫科和感染科等亚专科。它与临床各科关系密切，更是临床各科的基础。通过内科住院医师培训，不仅要掌握呼吸、心血管、消化、泌尿、血液、内分泌等六大系统以及感染、代谢与营养、风湿免疫、理化因素等导致的疾病知识，还应对其他相关学科（如神经科、急救医学等）所涉及的知识有一定的了解。

一、培训目标

通过规范化培训，使住院医师打下扎实的内科临床工作基础，能够掌握正确的临床工作方法、准确采集病史、规范体格检查、正确书写病历，掌握内科常见病症的鉴别诊断思路；掌握内科常见疾病的诊疗常规和临床路径；熟悉各轮转科室诊疗常规（包括诊疗技术）。培训结束时，住院医师应具有良好的职业道德和人际沟通能力，能独立从事内科临床工作。

二、培训方法

采取在内科范围内各三级学科（专业）科室及其他相关科室轮转的形式进行，合计轮转时间 33 个月，预留 3 个月机动时间。

内科范围内的各三级学科（专业）及其他相关科室轮转具体安排如下，其中必选科室的轮转时间合计不少于 26 个月。

（一）必选的轮转科室及时间

轮转科室	时间（月）	轮转科室	时间（月）
心内科（含 CCU）	4	风湿免疫科	2
呼吸内科	2～4	感染科	2
消化内科	2～4	神经内科	2
肾脏内科	2	急诊科	4
血液内科	2	内科 ICU/呼吸 ICU/综合 ICU	2
内分泌科	2		

（二）可选择的轮转科室

轮转科室	轮转科室
普通内科或上述二级学科	皮肤科
老年科（病房）	肿瘤内科（含放疗科）
医学影像科（含超声和核医学室）	基层实践
精神科（或心理门诊）	

通过管理病人、参加上级医师查房和各种教学活动，完成规定的病种和基本技能操作数量，学习内科的专业理论知识。住院医师要认真填写《住院医师规范化培训登记手册》，规范书写病历，并参与见习/实习医生的内科临床教学工作。

三、培训内容与要求

（一）心血管内科（含CCU，4个月）

1. 轮转目的

掌握：心血管系统的应用解剖和生理；心脏传导系统的解剖和功能特点；心血管系统常见症状（包括胸痛、呼吸困难、心悸、晕厥、头晕）的诊断思路、鉴别诊断；常见心血管疾病的发病机制、临床表现、诊断与鉴别诊断及治疗；心血管急、重症的诊断和治疗；常用心血管疾病治疗药物的合理应用；常见心脏形态异常的胸部X线表现；常见典型心电图诊断；电除颤技术。

了解：心脏电生理的基本知识、心包穿刺术、心脏起搏术、动态心电图、动态血压、超声心动图。

2. 基本要求

（1）学习症状、病种及例数

症状、病种	最低例数	症状、病种	最低例数
胸痛		常见心律失常	10
呼吸困难		稳定型心绞痛	2
心悸		急性ST段抬高性心肌梗死	5
晕厥		非ST段抬高性急性冠脉综合征	5
头晕		心脏瓣膜病	3
慢性心力衰竭	5	心肌炎与心肌病	2
高血压	5	血脂异常	5
常见心脏病急症	5		

要求管理住院病人数不少于50例，其中全程管理不少于25例。

（2）基本技能及例数

操作技术名称	最低例数	操作技术名称	最低例数
心电图操作及常见心电图判读	50	常见心血管系统影像学检查结果判读	20
电除颤	2		

3. 较高要求

在基本要求的基础上还应学习以下疾病和技能。

（1）学习病种

心包疾病、肺血管病、感染性心内膜炎、常见的成人先天性心脏病。

（2）临床知识、技能

了解：心包穿刺术、临时心脏起搏术、电复律。

报告解读：动态血压、动态心电图、超声心动图。

（3）外语、教学、科研等能力

完成国外有关文献综述或读书报告 1 篇，参与教学、科研活动。

（二）呼吸内科（2～4个月）

1. 轮转目的

掌握：呼吸系统应用解剖和生理；呼吸系统常见症状（包括咳嗽、咳痰、咯血、胸痛、呼吸困难）的诊断思路、鉴别诊断；呼吸系统常见疾病的发病机制、临床表现、诊断与鉴别诊断及治疗；常用呼吸系统疾病治疗药物的合理应用；支气管镜和内科胸腔镜检查及治疗适应证和禁忌证；肺功能检查判读；动脉血气分析判读；呼吸系统常见疾病影像学检查判读；动脉采血。

了解：结节病、肺真菌病、肺部良性肿瘤、睡眠呼吸暂停低通气综合征等疾病的有关知识；机械通气及无创通气技术；雾化治疗。

2. 基本要求

（1）学习症状、病种及例数

症状、病种	最低例数	症状、病种	最低例数
呼吸困难		肺炎	5
咯血		肺脓肿	1
咳嗽、咳痰		肺结核	2
胸痛		支气管肺癌	2
慢性阻塞性肺疾病	2	胸腔积液	1
肺心病	1	肺栓塞	1
支气管哮喘	2	自发性气胸	1
支气管扩张	2	间质性肺病	1
呼吸衰竭	3		

要求管理住院病人数不少于 30 例，其中全程管理不少于 15 例（2 个月）。

（2）基本技能及例数

操作技术名称	最低例数	操作技术名称	最低例数
常见呼吸系统影像学检查结果判读	50	痰液标本留置	5
胸腔穿刺	3	动脉采血	10
动脉血气分析判读	20	氧疗	10
肺功能检查判读	10	雾化治疗	3
结核菌素试验判断	2	吸痰	3

3. 较高要求

在基本要求的基础上还应学习以下疾病和技能。

（1）学习病种

睡眠呼吸暂停低通气综合征、肺真菌病、肺部良性肿瘤、结节病。

（2）临床知识、技能

见习：支气管镜检查、肺功能检查、多导睡眠呼吸监测。

参与：机械通气、无创通气。

（3）外语、教学、科研等能力

完成国外有关文献综述或读书报告 1 篇，参与教学、科研活动。

（三）消化内科（2~4 个月）

1. 轮转目的

掌握：消化系统应用解剖和生理；消化系统常见症状和体征（包括腹痛、腹泻、黄疸、恶心与呕吐）的诊断思路、鉴别诊断；常见消化系统疾病的病因、发病机制、诊断及鉴别诊断、治疗；消化系统疾病急重症的诊断与处理；消化系统疾病常用药物的临床应用；消化道内镜检查和治疗的适应证和禁忌证；常见影像学检查的适应证和禁忌证。

了解：肠结核和结核性腹膜炎的诊断和鉴别诊断；慢性腹泻的常见病因及处理；慢性肝病常见病因及治疗原则；典型消化道内镜常见病例图像及影像学图像的识别。

2. 基本要求

（1）学习症状、病种及例数

症状、病种	最低例数	症状、病种	最低例数
腹痛		原发性肝癌	1
腹泻		急性胰腺炎	2
黄疸		慢性胰腺炎	1
恶心、呕吐		胰腺癌	1
胃食管反流性疾病	1	胆囊炎及胆石症	1

症状、病种	最低例数	症状、病种	最低例数
食管癌	1	急性胆道感染	1
慢性胃炎	2	炎症性肠病	2
消化性溃疡	3	结肠癌	1
胃癌	1	腹腔积液	2
功能性胃肠病	2	上消化道出血	3
肝硬化	2	下消化道出血	1
肝性脑病	1		

要求管理住院病人数不少于 30 例，其中全程管理不少于 15 例（2 个月）。

（2）基本技能及例数

操作技术名称	最低例数	操作技术名称	最低例数
常见消化系统影像检查结果判读	20	三腔两囊管插管技术	1
腹腔穿刺术	5		

3．较高要求

在基本要求的基础上还应学习以下疾病和技能。

（1）学习病种

慢性腹泻、慢性肝病、腹腔结核（肠结核与结核性腹膜炎）。

（2）临床知识、技能

见习：肝穿刺活检、胃镜检查术、结肠镜检查术、内镜下逆行胰胆管造影术（ERCP）。

（3）外语、教学、科研等能力

完成国外有关文献综述或读书报告 1 篇；参与教学、科研活动。

（四）血液内科（2 个月）

1．轮转目的

掌握：血液系统常见症状（出血、淋巴结肿大、肝脾肿大）的诊断与鉴别诊断思路；全血细胞减少的诊断思路、鉴别诊断；贫血的诊断，鉴别诊断及治疗；溶血性贫血的分类及特点；出血性疾病的分类；全血细胞减少的鉴别诊断；弥散性血管内凝血（DIC）的实验室检查、诊断及治疗；急、慢性白血病、淋巴瘤、多发性骨髓瘤的诊断及治疗原则；骨髓穿刺及活检的适应证和禁忌证。输血指征及输血反应的处理。

了解：骨髓增生异常综合征的 FAB、WHO 分类及 IPSS 评分的意义；骨髓增殖性疾病的临床表现；常见血液学诊断技术（细胞形态学，流式细胞学，细胞遗传学及分子生物学等）。

2．基本要求

（1）学习症状、病种及例数

症状、病种	最低例数	症状、病种	最低例数
贫血	5	急性白血病	3
出血		慢性白血病	1
淋巴结肿大		淋巴瘤	3
肝脾肿大		多发性骨髓瘤	1
血小板减少	1	白细胞减少及粒细胞缺乏症	1
过敏性紫癜	1	弥散性血管内凝血	1

要求管理住院病人数不少于 30 例，其中全程管理不少于 15 例。

（2）基本技能及例数

操作技术名称	最低例数	操作技术名称	最低例数
骨髓穿刺/活检（骨髓涂片技术）	10	血涂片和骨髓涂片阅片	20

3．较高要求

在基本要求的基础上还应学习以下疾病和技能。

（1）学习病种

先天性凝血因子缺乏症、凝血功能障碍性疾病、骨髓增殖性疾病、骨髓增生异常综合征（MDS）。

（2）临床知识、技能

常见血液学诊断技术（骨髓涂片，流式细胞学，细胞遗传学及分子生物学等）。

（3）外语、教学、科研等能力

完成国外有关文献综述或读书报告 1 篇；参与教学、科研活动。

（五）肾脏内科（2 个月）

1．轮转目的

掌握：肾单位和肾脏生理功能；泌尿系统常见症状（血尿、蛋白尿、少尿/无尿）的诊断思路、鉴别诊断；肾小球疾病的病因、发病机制、临床分型、临床表现、诊断与鉴别诊断及治疗；肾穿刺适应证；急、慢性肾盂肾炎的诊断与鉴别诊断及治疗；急、慢性肾衰竭的病因、发病机制、诊断和治疗；肾功能检查的运用和结果判断；非透析疗法中营养治疗的临床应用；血液、腹膜透析疗法的适应证和禁忌证；急、慢性肾衰竭的替代治疗原则；糖皮质激素、免疫抑制剂的应用原则。

了解：肾小球疾病的病理分型；肾小管疾病和间质性肾炎的病因、发病机制、诊断及治疗原则；干体重、透析充分性的评估方法；肾脏移植的抗排异治疗；其他临床诊疗技术。

2. 基本要求

（1）学习症状、病种及例数

症状、病种	最低例数	症状、病种	最低例数
血尿		原发性肾小球肾炎	4
蛋白尿		继发性肾小球疾病	3
少尿/无尿		慢性肾脏病及慢性肾衰竭	3
肾病综合征	2	尿路感染及急性肾盂肾炎	2
IgA 肾病	1	肾间质小管病	2
急性肾损伤/急性肾衰竭	3		

要求管理住院病人数不少于30例，其中全程管理不少于15例。

（2）基本技能

肾穿刺的围术期管理。

3. 较高要求

在基本要求的基础上还应学习以下疾病和技能。

（1）学习病种

遗传性肾脏疾病。

（2）临床知识、技能

各种原发性、继发性肾脏病的病理诊断与分型；血液透析、腹膜透析常见并发症的处理。

（3）外语、教学、科研等能力

完成国外有关文献综述或读书报告1篇；参与教学、科研活动。

（六）内分泌科（2个月）

1. 轮转目的

掌握：激素的分泌与调节；内分泌系统常见症状（肥胖、消瘦）的诊断思路、鉴别诊断；糖尿病的分类、病因、诊断标准、临床表现、慢性并发症及治疗方法；糖尿病急性并发症的诊断及处理；口服葡萄糖耐量实验的方法及意义；甲状腺功能亢进症的病因学、临床表现、诊断与鉴别诊断及治疗；常见甲状腺疾病的诊断和治疗原则；常见内分泌性高血压的诊断和治疗原则。

了解：内分泌其他疾病的诊断及治疗原则；激素的免疫测定原理、步骤及临床意义；内分泌功能试验（包括兴奋、抑制试验）的原理、步骤及意义。

2．基本要求

（1）学习症状、病种及例数

症状、病种	最低例数	症状、病种	最低例数
肥胖/消瘦		脂代谢紊乱	2
糖尿病	5	甲状腺肿大和结节	5
糖尿病急性并发症	1	甲状腺功能亢进	2
肾上腺皮质功能亢进	1	甲状腺功能低下	1
肾上腺皮质功能低下	1	内分泌性高血压	2

要求管理住院病人数不少于 30 例，其中全程管理不少于 15 例。

（2）基本技能及例数

操作技术名称	最低例数	操作技术名称	最低例数
口服葡萄糖耐量试验	5	糖尿病营养食谱处方	10
各类激素血尿浓度测定标本采集	5		

3．较高要求

在基本要求的基础上还应学习以下疾病和技能。

（1）学习病种

垂体瘤（催乳素瘤）、尿崩症、闭经、骨质疏松、甲状旁腺疾病。

（2）临床知识、技能要求

地塞米松抑制试验；禁水加压素试验。

（3）外语、教学、科研等能力

完成国外有关文献综述或读书报告 1 篇；参与教学、科研活动。

（七）风湿免疫科（2 个月）

1．轮转目的

掌握：关节炎的诊断与鉴别诊断思路；常见风湿性疾病的临床表现、诊断依据、鉴别诊断及治疗原则；风湿性疾病相关的实验室检查（尤其是自身抗体）的临床意义；常用抗风湿药物的作用机制、使用方法及不良反应；关节穿刺检查的适应证。

了解：常见风湿性疾病自身抗体及相关项目的检测原理；关节的正常结构和常见关节疾病的影像学表现；风湿性疾病与其他系统疾病的相互关系，树立疾病诊治的整体观念。

2．基本要求

（1）学习症状、病种及例数

症状、病种	最低例数	症状、病种	最低例数
系统性红斑狼疮	2	强直性脊柱炎	2
类风湿关节炎	3	干燥综合征	2
骨关节炎	5	痛风	1

要求管理住院病人数不少于 20 例，其中全程管理不少于 10 例。

（2）基本技能

掌握各种风湿性疾病相关抗体检测的结果判断及临床意义；关节的基本检查法。

3．较高要求

在基本要求的基础上还应学习以下疾病和技能。

（1）学习病种

成人 Still 病、抗磷脂综合征、炎性肌病（多肌炎/皮肌炎）、系统性血管炎、系统性硬化症、自身免疫性肝病、贝赫切特病（Behcet 病，旧称白塞病）。

（2）临床知识、技能

各种关节炎的病理特征；关节滑液分析及临床意义；类风湿关节炎、骨关节炎、强直性脊柱炎等风湿性疾病的影像学检查特点。

（3）外语、教学、科研等能力

完成国外有关文献综述或读书报告 1 篇；参与教学、科研活动。

（八）感染科（2 个月）

1．轮转目的

掌握：传染病的消毒、隔离、防护措施；病毒性肝炎的病原学知识、临床表现、诊断依据、鉴别诊断及治疗；慢性乙型肝炎和丙型肝炎的抗病毒治疗；肝衰竭的诊断和治疗；人类获得性免疫缺陷综合征（AIDS，艾滋病）的病原学知识、自然史、临床表现、初筛和确认、抗病毒治疗；伤寒、细菌性痢疾、阿米巴病、细菌性食物中毒等肠道传染病的诊断、鉴别诊断及治疗；脓毒症与脓毒性休克的发病机制及抗休克治疗；抗菌药物的临床应用；不明原因发热的诊断思路；法定传染病报告与处理程序。

了解：医院内感染的临床流行病学与防治；寄生虫病的诊断和治疗；抗病毒药物的作用机制和选择；肝穿刺的适应证和禁忌证；人工肝支持治疗的适应证、原理和方法。

2. 基本要求

（1）学习症状、病种及例数

症状、病种	最低例数	症状、病种	最低例数
发热待查	3	乙型脑炎、流行性脑脊髓膜炎	据地区差
败血症、感染性休克	2	疟疾、霍乱、钩端螺旋体病	异选择：
中枢性神经系统感染	2	流行性腮腺炎、麻疹、伤寒	例数不做
流行性感冒	2	肝脓肿、阿米巴病	具体要求
病毒性肝炎	10	手足口病、流行性出血热	
感染性腹泻	3	包虫病、血吸虫病、肝吸虫病	
艾滋病	1	囊虫病	

要求管理住院病人数不少于 12 例，其中全程管理不少于 6 例。

（2）基本技能

消毒隔离的程序；腹腔穿刺术。

3. 较高要求

在基本要求的基础上还应学习以下疾病和技能。

（1）学习病种

传染性单核细胞增多症、布鲁菌病、弓形虫病、狂犬病。

（2）临床知识、技能

肝穿刺操作（见习 2 例）。

（3）外语、教学、科研等能力

完成国外有关文献综述或读书报告 1 篇；参与教学、科研活动。

（九）神经内科（2 个月，含心理咨询门诊 2 周）

1. 轮转目的

掌握：神经系统损害的主要症状、体征、定位与定性诊断原则；出血性和缺血性脑卒中的常见病因、临床表现、诊断与鉴别诊断及治疗原则；癫痫的病因、分类、主要类型的发病机制、临床表现、诊断要点及癫痫持续状态的抢救；腰椎穿刺术的适应证、禁忌证及常见并发症；抑郁、焦虑的临床表现和筛查方法（包括抑郁自评量表 SDS、焦虑自评量表 SAS）及常规药物治疗方法。

了解：12 对脑神经的应用解剖；感觉和运动障碍的分类、定位和定性诊断；急性炎症性脱髓鞘性多发性神经病的临床表现、诊断与鉴别诊断及治疗原则；锥体外系的主要组成部分和病变时出现的症状；常见幻觉、妄想、谵妄状态的临床表现。

2．基本要求

（1）学习症状、病种及例数

症状、病种	最低例数	症状、病种	最低例数
脑出血	2	三叉神经痛	3
脑梗死	7	面神经炎	3
蛛网膜下腔出血	1	偏头痛	5
抑郁性障碍	2	广泛性焦虑障碍	2

要求管理住院病人数不少于 30 例，其中全程管理不少于 15 例。

（2）基本技能及例数

操作技术名称	最低例数	操作技术名称	最低例数
抑郁自评量表（SDS）	3	腰椎穿刺术	3
焦虑自评量表（SAS）	3		

3．较高要求

在基本要求的基础上还应学习以下疾病和技能。

（1）学习病种

癫痫和癫痫持续状态、帕金森综合征、周期性瘫痪、重症肌无力、急性脊髓炎、脊髓压迫症、多发性神经炎、多发性硬化、急性炎症性脱髓鞘性多发性神经病。

（2）临床知识、技能

脑电图（参与），肌电图（参与）。

（3）外语、教学、科研等能力

完成国外有关文献综述或读书报告 1 篇；参与教学、科研活动。

（十）急诊科（4 个月）

1．轮转目的

掌握：心肺复苏（CPR）的基础理论和进展；常见急症的诊断思路、鉴别诊断及处理；常见急症辅助检查的选择、结果判断及临床意义；常用急救药物（心肺复苏及血管活性药、强心利尿药、解痉平喘药、镇痛药、止血药、抗心律失常药等）的临床合理用药。

了解：各种危象（如高血压危象、甲状腺危象等）、水电解质及酸碱平衡严重紊乱的处理原则。

2．基本要求

（1）学习症状、病种及例数

症状、病种	最低例数	症状、病种	最低例数
急性发热		晕厥	
急性胸痛		昏迷	
急性呼吸困难		出血	
急性腹痛		心搏、呼吸骤停	
致命性（恶性）心律失常		中毒	
休克			

要求接诊和处理病人的总数不少于50例。

（2）基本技能及例数

操作技术名称	最低例数	操作技术名称	最低例数
心肺复苏术	2	胸腹腔穿刺术	3
电除颤术	2	三腔两囊管压迫止血术	1
气管插管术	1	呼吸机临床应用	5
动静脉穿刺术	10	洗胃术	2
危重病人生命支持技术（包括心肺复苏和创伤病人生命支持）	5	导尿术	3

3．较高要求

在基本要求的基础上还应学习以下疾病和技能。

（1）学习病种

多器官功能障碍综合征（MODS）。

（2）临床知识、技能

呼吸机常用机械通气的模式。

（3）外语、教学、科研等能力

完成国外有关文献综述或读书报告1篇；参与教学、科研活动。

（十一）内科ICU／呼吸ICU／综合ICU（2个月）

1．轮转目的

掌握：常见危重症的诊断和紧急处理；危重症患者的评估和转运；气道管理；机械通气基本原理及常用模式；基础血流动力学监测；常用急救药物（心肺复苏及血管活性药、降压药、抗心律失常药、解痉平喘药、抗癫痫药等）的临床应用；感染和抗菌药物的临床应用；输血指征；营养支持的适应证和临床应用；酸碱失衡及电解质紊乱的诊断与治疗。

了解：高级心脏生命支持治疗（ACLS）；张力性气胸；静脉血栓栓塞性疾病；严重全

身性感染与感染性休克；床旁呼吸功能监测（气道阻力，呼吸系统顺应性）；床旁心输出量监测（前负荷，后负荷，心肌收缩力）；镇静与镇痛；神经系统功能监测（颅内压，颈静脉球部位血氧饱和度）。

2．基本要求

（1）学习症状、病种及例数

症状、病种	最低例数	症状、病种	最低例数
重症肺炎	2	酸碱失衡及电解质紊乱	4
休克	3	多器官功能障碍	2
急性呼吸衰竭/急性呼吸窘迫综合征	3	昏迷和（或）癫痫	2
急性肾损伤	2	弥散性血管内凝血	1

要求管理住院病人数不少于 10 例，其中全程管理不少于 5 例。

（2）基本技能及例数

操作技术名称	最低例数	操作技术名称	最低例数
高级心脏生命支持（ACLS）术	2	中心静脉插管	3
气道管理	5	危重病患者转运	1
呼吸机临床应用	5	电除颤术	2

3．较高要求

在基本要求的基础上还应学习以下疾病和技能。

（1）学习病种

张力性气胸、静脉血栓栓塞性疾病、严重全身性感染与感染性休克。

（2）临床知识、技能

动脉穿刺术（操作），床旁心输出量、呼吸功能监测，头、胸、腹影像学检查结果判读，神经系统功能监测，张力性气胸的诊断与治疗。

（3）外语、教学、科研等能力

完成国外有关文献综述或读书报告 1 篇；参与教学、科研活动。

（十二）教学、科研能力培训

三年内应参加一定的临床教学、科研活动；写出具有一定水平的本专科文献综述或读书报告 1 篇。

四、推荐阅读书刊

1．内科学（高等医学院校规划教材）. 最新版

2．医学影像学（高等医学院校规划教材）. 最新版

3．实用内科学. 最新版

4．哈里逊内科学（中、英文版）. 最新版

5. 内科学科中华系列杂志

6. 中国医师协会编著. 国家执业医师、护师"三基"训练丛书——临床医师分册、医学检验和医学影像分册. 北京：人民军医出版社，最新版

修　订：北京市住院医师规范化培训内科专科委员会
审　定：北京市住院医师规范化培训工作指导委员会

外科培训细则

外科学是一门涉及面广、整体性强的临床医学，包括普通外科、骨科、胸外科、心血管外科、泌尿外科、神经外科、烧伤科、整形外科等亚专科。外科与临床各科关系密切，通过外科住院医师培训，受训者应基本掌握外科常见疾病的诊断、治疗、预防措施、健康指导及随访；对外科少见或疑难病症的诊断与治疗，急症和危重病症的急救与抢救具备初步认识和基本经验。

一、培训目标

通过规范化培训，使住院医师打下扎实的外科临床工作基础，掌握正确的临床工作方法，准确采集病史、规范体格检查、正确书写病历，基本掌握外科常见疾病的诊断和处理；熟悉各轮转科室诊疗常规（包括诊疗技术），掌握最基本的外科手术操作技能，在上级医师指导下能够完成比较常见的外科手术。培训结束时，住院医师应具有良好的职业道德和人际沟通能力，能独立从事外科临床工作，并具备一定的教学能力和基本的临床科研能力。

二、培训方法

采取在外科范围内各三级学科（专业）科室及其他相关科室轮转的形式进行培训。通过管理病人、参加门、急诊工作和各种教学活动，完成规定的病种和基本技能操作数量，学习外科的专业理论知识。住院医师要认真填写《住院医师规范化培训登记手册》，规范地书写病历，并参与见习/实习医生的外科临床教学工作。

在外科范围内各三级学科（专业）科室及其他相关科室轮转具体安排如下表。

轮转科室	时间（月）
普通外科（包括血管外科1个月）	15（包括在上级医师指导下门诊2个月、急诊1个月）
骨科	6（包括在上级医师指导下门诊1个月、急诊1个月）
泌尿外科	3
心胸外科	3（普胸2、心外1）
神经外科	2
麻醉科	1
外科重症监护治疗室（SICU）	2
选轮科室（神外#、整形、烧伤、影像、病理等）	4
合　计	36

注：#根据住院医师意愿可作为选轮科室再次轮转1~2个月。

三、培训内容与要求

(一) 普通外科（15个月，包括肝胆胰脾、胃肠、甲状腺、乳腺、疝、急腹症、腹部外伤、肛肠、周围血管）

1. 轮转目的

掌握：消毒与无菌技术、水与电解质平衡及紊乱、外科休克、多器官功能障碍、创伤、外科感染、心肺复苏、外科营养、术前准备和术后处理原则等基础知识及基本理论。

熟悉：普通外科各种常见病及多发病的发病机制、临床特点、诊断与鉴别诊断要点、治疗原则及随访规范；外科感染抗生素合理应用及营养支持；临床合理输血知识。

了解：普通外科少见病和罕见病的临床特点、诊断与鉴别诊断及治疗原则；器官移植进展状况；腹腔镜手术基本理论；普通外科危重病人的抢救原则。

2. 基本要求

掌握：外科换药技术、外科手术切开、显露、缝合、结扎、止血等技术；输血指征。

熟悉：外科常用的诊疗操作技术，如导尿、中心静脉压测量、肛门镜检查、诊断性腹腔穿刺、组织活检等。

了解：普通外科特殊诊断方法和技术，如超声引导穿刺；微创技术如腹腔镜技术。

（1）学习病种及例数

病种	最低例数	病种	最低例数
体表软组织感染（包括疖、痈、急性蜂窝织炎、丹毒、静脉炎、急性淋巴管炎、淋巴结炎、脓肿）	15	胃肠肿瘤（胃癌、结、直肠癌）	10
		肝胆胰疾病（肝脏肿瘤、胆囊结石、梗阻性黄疸、胆管炎）	15
全身急性化脓性感染	2	肛门疾病（肛门周围感染、肛瘘、肛乳头炎、内、外痔、肛裂等）	5
甲状腺结节（良恶性）	15		
乳腺良性疾病（乳腺炎、增生、腺瘤）	5	体表肿物	10
乳腺癌	5	腹外疝	5
急腹症（阑尾炎、肠梗阻、溃疡病穿孔、腹部外伤、消化道出血等）	15	周围血管疾病	5
		破伤风（可影像教学）	1

（2）临床操作技术

1）书写住院病历不少于60份，大病历不少于15份。

2）在上级医师指导下完成以下手术及例数

手术或操作技术	最低例数	手术或操作技术	最低例数
疝修补术	3	阑尾切除术	5
体表肿物切除	5	甲状腺手术	5
手术开、关腹操作	3		

3）参加以下手术：

手术或操作技术	最低例数	手术或操作技术	最低例数
双侧甲状腺次全切除术	10	结直肠肿瘤根治术	5
乳腺癌改良根治或根治术	5	胆囊切除术	10
胃手术（部分切除、穿孔修补、肿瘤手术等）	5	肠梗阻肠切除肠吻合或造口术	2
肛肠手术	5	胆道/胰腺手术/肝脏手术	各2例
周围血管手术	3		

（二）骨科（6个月）

1. 轮转目的

掌握：骨科常见病及多发病的发病机制、临床特点、诊断与鉴别诊断及处理原则。

熟悉：骨科专业基本理论和基本知识；常见的骨折与脱位、腰椎间盘突出症、颈椎病、关节炎、骨肿瘤的骨科检查法；与骨科有关的影像学及实验室检查方法。

了解：骨科内固定的基本原则和技术，手外伤清创、皮肤缺损的修复，肌腱吻合，腰椎间盘突出症、颈椎病、半月板损伤、膝关节韧带损伤、跟腱断裂治疗的方法与原则；颈肩痛、肩周炎、骨质疏松、腰扭伤、狭窄性腱鞘炎、网球肘的保守治疗方法与原则。

2. 基本要求

掌握：骨科常用治疗技术（支具、石膏、骨牵引固定技术、封闭治疗等）的具体操作、并发症的预防及处理原则；开放性伤口清创闭合的原则。

熟悉：骨科创伤（以骨折和脱位为主）的常用治疗方法及手术操作技术。

了解：手外伤清创、皮肤缺损的修复、肌腱吻合以及骨科内固定的基本技术；腰椎间盘突出症、颈椎病、腰扭伤、狭窄性腱鞘炎、半月板损伤、网球肘等的保守治疗方法与原则。

（1）学习病种及例数

病种	最低例数	病种	最低例数
常见部位骨折	10	常见部位关节脱位	3
运动系统慢性损伤（含骨性关节炎）	5	腰椎间盘突出症/椎管狭窄	5
颈椎病	5	骨与关节感染（可影像教学）	2
骨肿瘤	2		

（2）临床操作技术

1）书写住院病历不少于20份；书写大病历不少于5份。

2）在上级医师指导下完成以下手术/操作及例数

手术或操作技术	最低例数	手术或操作技术	最低例数
常见部位骨折的手法复位、支具、石膏外固定	10	常见部位关节脱位的手法复位	3
		常见部位的骨牵引	2

3）参加以下手术及例数

手术或操作技术	最低例数	手术或操作技术	最低例数
四肢外伤的清创、缝合（含皮肤缺损的修复及肌腱吻合）	5	腰椎或颈椎手术	5
		人工关节置换术	3
骨折的切开复位内固定	5	四肢常见的骨及软组织肿瘤手术	3

（三）泌尿外科（3个月）

1. 轮转目的

掌握：泌尿外科常见病的发病机制、临床特点、常用检查手段、诊断要点及治疗原则。

熟悉：泌尿外科急诊常见病（如肾绞痛、急性尿潴留、肾挫伤、膀胱损伤、尿道损伤等）的诊断与鉴别诊断及处理原则；尿路梗阻导致肾衰竭的临床表现及治疗原则。

了解：腔内泌尿外科（包括各种 TUR 手术、经皮肾镜手术、输尿管肾镜手术、腹腔镜手术以及腔内热疗等）的基本原理和手术方式；体外冲击波碎石（ESWL）的基本原理和操作方法；男科常见病的诊治要点及进展情况。

2. 基本要求

掌握：泌尿外科常用诊治方法（包括膀胱残余尿量的测定、前列腺液的采集、导尿术、膀胱穿刺造瘘术等）的操作技术。

熟悉：泌尿外科各种导管（包括各种导尿管、膀胱及肾造瘘管、D-J 支架引流管及各种伤口引流管等）的使用方法；各种医学影像学检查（包括泌尿系统平片、造影片、CT、MRI、B 超及放射性核素检查等）的应用。

了解：泌尿外科特殊诊治方法（包括金属探条及丝状探子扩张尿道、前列腺穿刺活检、尿流动力学检查、膀胱镜检查等）的操作要点和应用。

（1）学习病种及例数

病种	最低例数	病种	最低例数
泌尿生殖系炎症	5	睾丸鞘膜积液	2
前列腺增生症	8	包皮过长/包茎	2
精索静脉曲张	2	尿路结石	6
膀胱癌	5	肾肿瘤	3
前列腺癌	2	肾上腺肿瘤	3

（2）临床操作技术

1）书写住院病历不少于 15 份；书写大病历不少于 5 份。

2）在上级医师指导下完成以下手术及例数

手术或操作技术	最低例数	手术或操作技术	最低例数
膀胱造瘘术	1	睾丸鞘膜翻转术/包皮环切术	2
精索静脉高位结扎术	1		

3）参加以下手术及例数

手术或操作技术	最低例数	手术或操作技术	最低例数
膀胱全切术	2	经尿道前列腺电切术（TURP）	5
肾上腺肿瘤切除	2	经皮肾镜取石/碎石术	3
肾切除术	3	输尿管镜下取石/碎石术	3
经尿道前列腺肿瘤电切术	2		

（四）心胸外科（3 个月，普通胸部外科 2 个月、心脏外科 1 个月）

1．轮转目的

掌握：心胸外科常见疾病（包括胸部外伤）的发病机制、临床特点、检查手段、诊断步骤及治疗原则；心胸外科常见病的手术适应证。

熟悉：胸腔生理学；肺、食管、心脏的外科解剖学；正常胸部 X 线片及 CT 的基本影像特征；心胸外科最常应用的辅助检查（胸部 X 线片、心电图、超声心动图、冠脉造影、纤维胃镜、支气管镜、胸腔镜检查等）的应用和操作要点。

了解：微创技术（胸腔镜、胸部小切口手术）；肺癌、食管癌的常用化疗方案。体外循环技术的基本原理与操作。

2．基本要求

掌握：常见胸部外伤、自发性气胸的处理原则；胸腔穿刺术、胸腔闭式引流术的操作要点。

熟悉：开胸术、关胸术的操作要点。

了解：胸腔镜微创技术优缺点；胸腔内肿瘤穿刺活检的适应证和并发症。体外循环技术的基本原理与操作。

（1）学习病种及例数

病种	最低例数	病种	最低例数
胸部外伤、血胸、气胸	3	其他普胸病种（纵隔肿瘤、肺大疱）	5
食管贲门癌	3	冠状动脉粥样硬化性心脏病	3
肺癌	5	常见先天性心脏病/瓣膜疾病	2

（2）临床操作技术

1）书写住院病历不少于 15 份；书写大病历不少于 5 份。

2）在上级医师指导下完成以下手术及例数

手术或操作技术	最低例数	手术或操作技术	最低例数
胸腔穿刺术	2	胸腔闭式引流术	3
开关胸术	3		

3）参加以下手术及例数

手术或操作技术	最低例数	手术或操作技术	最低例数
食管、贲门癌手术	2	肺叶切除术	5
先心病/瓣膜病手术	2	冠脉搭桥手术	2

（五）麻醉科（1个月）

1. 轮转目的

掌握：各种常用麻醉（全麻、硬膜外、腰麻、颈丛及臂丛麻醉）的适应证、术前准备；心肺脑复苏术。

熟悉：常用麻醉方法的实施和管理；常用监测技术的临床应用。

了解：常见麻醉后合并症的处理原则；疼痛治疗的进展。

2. 基本要求

掌握：心电图、血压、脉搏、呼吸和体温的无创监测技术；心肺脑复苏术。

熟悉：蛛网膜下腔穿刺和硬膜外腔穿刺技术；气管插管、动脉穿刺和深静脉穿刺置管技术；术中麻醉管理；麻醉与手术的配合技巧；麻醉药使用的剂量、不良反应及处理。

了解：麻醉机的使用。

在上级医师指导下完成以下麻醉相关操作技术及例数。

手术或操作技术	最低例数	手术或操作技术	最低例数
深静脉穿刺监测 CVP 或动脉穿刺	3	正确书写麻醉记录和小结：	
术前访视病人并施行麻醉	20	椎管内麻醉	5
面罩给氧、机械通气	10	气管内插管全麻	5

（六）外科重症监护治疗室（SICU，2 个月）

1. 轮转目的

掌握：呼吸治疗（包括氧治疗、胸部物理治疗和机械通气等）和水电解质平衡变化、循环支持治疗的适应证、基本方法以及常用药物的应用。

熟悉：危重病人术后生理功能改变，包括呼吸、循环、肝肾功能以及全身应激反应；急危重症病人的抢救治疗全过程、监护与管理；外科感染抗生素合理应用及营养支持。

了解：常用监测技术；常见临床危急值的分析、处理。

2. 基本要求

掌握：人工呼吸、胸外心脏按压、电除颤等常用临床复苏技术；气管插管、动脉穿刺置管和深静脉穿刺技术；呼吸机的操作和使用。

了解：常用监测技术的适应证、操作技能及临床应用。

在上级医师指导下参加管理：重症病人 20 例，并按时完成病历记录；机械通气治疗病人 5 例，并按时完成病历记录。

（七）神经外科（2 个月）

1. 轮转目的

掌握：常见颅脑损伤的急救处理原则；颅内高压的临床诊断及初步处理原则。

熟悉：颅内和椎管内肿瘤、颅内和椎管内血管性疾病的临床特点、诊断与鉴别诊断及治疗原则。

了解：神经外科常见疾病的发病机制、临床特点、诊断与鉴别诊断及治疗原则。

2. 基本要求

掌握：神经系统疾病检查方法；头皮裂伤清创缝合的基本操作。

熟悉：腰椎穿刺术的操作技术；颅脑损伤和颅内血肿的定位体征。

了解：开、关颅骨手术的适应证和基本操作；脑室穿刺技术的适应证和操作要点。

（1）学习病种及例数

病种	最低例数	病种	最低例数
颅脑损伤	3	神经肿瘤	2
脑血管病	2	脊髓、脊柱病变	1

（2）临床操作技术

1）书写住院病历不少于5份；书写大病历不少于2份。

2）在上级医师指导下完成以下手术及例数

手术或操作技术	最低例数	手术或操作技术	最低例数
头皮损伤清创缝合手术	3	腰椎穿刺	2

3）参加以下手术及例数

手术或操作技术	最低例数	手术或操作技术	最低例数
开颅手术	3	脑室穿刺术	2

（八）选轮科室

1．烧伤外科（1个月）

（1）轮转目的

熟悉：皮肤的解剖与组织学结构，烧伤面积的估计、深度判断、急救的原则及补液方法，烧伤创面换药的基本方法。

了解：烧伤临床处置的基本程序，创面处理的手术原则，不同类型烧伤的临床特点，感染创面尤其是特殊感染创面的换药及治疗措施。

（2）基本要求

熟悉：烧伤外科门诊及病房的各项诊疗常规、技术操作常规和病历书写规范。烧伤诊断治疗的基本原则，不同类型、不同深度烧伤的临床诊断标准，烧伤严重程度及面积判断的方法。烧伤换药的基本原则与操作方法，特殊感染创面的处理原则。

了解：烧伤清创术、滚轴刀和鼓式取皮机取皮技术及游离皮肤移植术。烧伤急救的基本原则，气管切开、环甲膜穿刺、静脉插管及焦痂切开减张等急诊处理措施。

临床操作技术：

1）书写大病历1份。

2）在上级医师指导下完成以下手术及例数

手术或操作技术	最低例数	手术或操作技术	最低例数
微粒皮移植术	1	刃厚皮片移植	1
大面积烧伤切痂和削痂术	1	中厚皮片移植	1
异体皮肤移植	1	全厚皮片移植	1
烧伤后期瘢痕的整形手术	1		

2．整形外科（1个月）

（1）轮转目的

熟悉：整形外科的基本理论和基本手术操作技能；人体各重要组织和器官的修复、重建原则。

了解：常见整形外科手术，了解人体的美学规律；整形外科疾病诊断与治疗的临床思路。

（2）基本要求

熟悉：整形外科的基础知识和基本技能。体表肿物的治疗原则。

了解：烧伤瘢痕、烧伤晚期畸形的基本治疗原则；显微外科的基本技术；手外科和四肢躯干整形的基本原则；泌尿生殖器整形的基本原则；颌面外科和头面部器官整形的基本原则。

参与诊治下述疾病：

病种	最低例数	病种	最低例数
体表肿物（血管瘤、神经纤维瘤）	1	泌尿生殖器畸形	1
瘢痕（挛缩、疙瘩、癌）	1	头面部畸形	1
手部或四肢躯干畸形	1		

3. 病理科（2个月）

（1）轮转目的

熟悉：肉眼标本检查和取材方法；组织学观察方法；部分常见病的诊断标准。

了解：病理诊断及尸检的目的和相关法令；病理诊断工作流程。

（2）基本要求

熟悉：外科病理学检查的作业流程；各种解剖及取材器材的使用方法；肉眼标本检查、取材和外科病理取材记录的书写规范。

了解：病理诊断和病理尸检的工作流程。

参加至少1例尸检工作。参与肉眼标本检查、取材和诊断下述疾病共60例以上：

系 统	疾 病	最低例数
心血管系统	动脉粥样硬化症、血管瘤、血栓、心肌梗死	5
呼吸系统	肺鳞状细胞癌、肺腺癌、肺小细胞癌、肺结核	10
消化系统	慢性萎缩性胃炎、溃疡病、阑尾炎、慢性胆囊炎、肝硬化、食管鳞癌、胃腺癌、直肠腺癌、肝细胞癌	10
淋巴造血系统	霍奇金淋巴瘤、非霍奇金淋巴瘤	5
男性生殖及泌尿系统	膀胱移行细胞癌、肾透明细胞癌、前列腺增生症、前列腺癌、睾丸精原细胞瘤	5
女性生殖系统及乳腺	子宫平滑肌瘤、子宫颈癌、子宫内膜腺癌、乳腺增生症、乳腺纤维腺瘤、乳腺浸润性导管癌	5

续　表

系　统	疾　病	最低例数
内分泌系统	结节性甲状腺肿、甲状腺腺瘤、甲状腺乳头状腺癌、嗜铬细胞瘤、肾上腺皮质腺癌	5
神经系统	神经纤维瘤、神经鞘瘤、脑膜瘤、髓母细胞瘤	3
皮肤及软组织	色素痣、角化棘上皮瘤、寻常疣、尖锐湿疣、表皮样囊肿、基底细胞乳头瘤、黑色素瘤、纤维瘤、脂肪瘤、结节性筋膜炎、弹力纤维瘤、脂肪肉瘤、平滑肌肉瘤、横纹肌肉瘤	10
骨关节	骨软骨瘤、腱鞘巨细胞瘤、骨巨细胞瘤、骨肉瘤	2

4．医学影像科（2 个月）

（1）轮转目的

熟悉：医学影像学的基本理论、基本技能和基本操作；人体各系统的常见病、多发病的医学影像学检查手段和基本诊断标准。

了解：医学影像科各专业组（放射、医学 B 超和核医学）的学科内容、日常工作程序及相关临床知识。

（2）基本要求

1）放射科

熟悉：医学影像的基本理论，包括 X 线、CT 和 MRI 的成像原理和检查方法；医学影像的观察和分析方法及其诊断原则；医学影像诊断报告书的书写原则。

熟悉：介入放射学的基本理论和应用原则及介入放射学的基本操作技术。

了解：医学影像诊断的临床应用价值和限度；X 线投照和 CT、MRI 检查操作方法。

参与下述疾病的放射检查和放射诊断：

系　统	疾　病	最低例数
神经系统	脑出血、脑梗死、脑肿瘤、脑外伤	5
呼吸系统	肺结核、肺肿瘤、支气管扩张、支气管肺炎、纵隔肿瘤、胸腔积液	5
消化系统	肝肿瘤、肝硬化、胰腺炎、胰腺肿瘤、胆系肿瘤、胃肠肿瘤、消化性溃疡	5
泌尿系统	肾肿瘤、膀胱肿瘤	5
骨关节	骨折、骨肿瘤、骨结核、退行性骨关节病	5

2）超声科

熟悉：超声医学基础知识，包括超声医学原理，超声诊断基础和诊断原则；超声诊断的步骤、图像分析方法，包括检查前准备、操作程序和手法、观察内容和指标、分析及诊断原则。

了解：超声诊断仪的类型、原理和结构；超声图像资料的记录方法，超声诊断报告书的正确书写方式。

参与下述疾病的超声检查和超声诊断：

系　统	疾　病	最低例数
消化系统	肝硬化、肝囊肿、肝血管瘤、肝细胞癌、胆系结石，急、慢性胆囊炎，胆囊癌，急、慢性胰腺炎，胰腺癌	5
泌尿系统	肾积水、肾囊肿、肾结石、肾癌、肾盂癌、肾上腺腺瘤、嗜铬细胞瘤、输尿管结石、输尿管积水、输尿管肿瘤、膀胱残尿测定、膀胱结石、膀胱憩室、膀胱肿瘤	5
生殖系统	子宫肌瘤，卵巢囊肿、肿瘤，前列腺增生、前列腺癌、前列腺炎、睾丸肿瘤	5
心血管系统	先天性心脏病、风湿性瓣膜病、心肌病、心包积液、动脉硬化性闭塞，四肢静脉血栓	5
内分泌系统	甲状腺肿、甲状腺功能亢进、甲状腺炎、甲状腺腺瘤、甲状腺癌、甲状旁腺增生、甲状旁腺腺瘤	5
其他	乳腺炎、乳腺纤维腺瘤、乳腺增生、乳腺癌、腮腺囊肿、腮腺混合瘤、腮腺癌	5

3）核医学科

熟悉：显像设备的原理及其操作（SPECT 或 γ 相机）；辐射防护基本原则和内、外防护的具体措施；^{131}I 吸碘率测定的原理、操作及其临床意义；肿瘤的核素显像，特别是 PET-FDG 显像的原理及临床价值。

了解：肾图的原理、操作，初步掌握常见图形的分析；脑血流显像、心肌灌注显像、肺灌注显像、甲状腺显像、甲状旁腺显像；全身骨显像的原理、方法、临床应用及其图像分析；核素防护基本原则。

参与下述核医学检查或治疗工作：

疾病类别	最低例数
甲状腺显像	1
肾图测定及报告书写	1
骨显像准备、采集、报告	1
静态心肌显像准备、采集、报告	1
肿瘤 FDG 显像准备、采集、报告	1
肺灌注显像准备、采集、报告	1

（九）外语、教学、科研等能力的要求

参与教学、科研活动，培训期间应完成文献综述、病例报告或读书报告至少 2 篇。

四、推荐阅读书刊

1. 吴阶平，等. 黄家驷外科学. 第 7 版. 北京：人民卫生出版社，2008
2. 冯传汉，等. 临床骨科学. 第 2 版. 北京：人民卫生出版社，2004
3. 吴阶平. 吴阶平泌尿外科学. 济南：山东科学技术出版社，2009
4. 石应康. 心胸外科学. 第 6 版. 北京：人民卫生出版社，2000
5. 赵继宗. 临床神经外科学. 北京：人民卫生出版社，2012
6. 中国医师协会. 国家执业医师、护师"三基"训练丛书——临床医师分册. 北京，人民军医出版社，2009
7. 黎鳌. 黎鳌烧伤学. 上海：上海科学技术出版社，2001
8. 郭恩覃. 现代整形外科学. 北京：人民军医出版社，2000
9. 刘彤华. 诊断病理学. 第 3 版. 北京：人民卫生出版社，2013
10. 廖松林. 现代诊断病理学手册. 广州：中山大学出版社，2006
11. 武忠弼，杨光华. 中华外科病理学. 北京：人民卫生出版社，2006
12. 吴恩惠. 医学影像诊断学. 北京：人民卫生出版社，2001
13. 周永昌，郭万学. 超声医学. 第 5 版. 北京：科学技术文献出版社，2006
14. 潘中允. 临床核医学. 北京：原子能出版社，1994

修　订：北京市住院医师规范化培训外科专科委员会
审　定：北京市住院医师规范化培训工作指导委员会

妇产科培训细则

　　妇产科学是专门研究妇女特有的生理和病理的一门学科，包括妇科、产科、计划生育、女性内分泌等专业。妇产科住院医师规范化培训内容包括妇产科专业基本理论、基本知识、基本技能，还应注重对医师的医德医风、爱伤观念、沟通技巧、团队精神及依法行医等综合素质的培养，为成为医疗、教学、科研全面发展的人才打下良好的基础。

一、培训目标

　　妇产科学不但与临床其他学科有着密切的关系，而且是一门具有较强实践性的临床学科。在妇产科住院医师规范化培训期间，完成本专业科室及相关科室的轮转，对各专业所涉及的内容要基本了解，对妇产科常见病、多发病的发病机制、临床表现、诊断及鉴别诊断有较详细的了解，并要求具有一定的解决问题能力，能够基本掌握妇产科基础知识和基本技能。

二、培训方法

　　采取在妇产科病房（包括产房）、门诊、相关科室轮转的形式进行。其中必选轮转科室33个月：

轮转科室	时间（月）	轮转科室	时间（月）
产科病房（包括产房）	12～14	计划生育	4
妇科病房	9	相关科室（超声、新生儿等科室）	2
妇产科门诊	4～6		

　　选修轮转科室3个月，可选择外科急诊、外科重症监护、心内科和病理科。

　　通过管理病人、参加门诊工作和各种教学查房等活动，完成规定的病种和基本技能操作要求，学习妇产科的专业理论知识及临床技能；要求规范书写病历，认真填写《住院医师规范化培训登记手册》。

三、培训内容与要求

第一年轮转

（一）产科专业

1. 产科病房（包括产房，共6～7个月）

（1）轮转目的

1）理论部分

掌握：妊娠生理、产科学的基本理论知识，结合临床掌握妊娠期母体的生理变化、胎儿生理及其发育、胎盘和羊水的功能等知识；正常妊娠的孕期保健规范；正常分娩、正常产程、正常产褥的特征与处理；正常妊娠的孕期处理常规；围产保健工作的内容和监护手段；产科门诊用药原则。

2）技能部分

掌握：产科病史采集、医疗文书书写，产科病历书写，至少完成手工书写涉及妊娠合并症的大病历10份；学会填写围产保健病历及各类手册、卡片等；掌握妊娠图、产程图的绘制，正确的四步触诊、阴道检查、骨盆内测量、肛门指诊的手法；独立完成正常接生40例（包括绘制产程图）；掌握正常新生儿查体及处理。

熟悉：胎儿电子胎心监护技术的应用及其图形判读。

了解：产科的阴道检查、人工破膜、骨盆内测量的方法；异常妊娠图的识别；新生儿窒息抢救和早产儿的处理。

（2）基本要求

1）学习病种及例数

病种	最低例数	病种	最低例数
正常分娩	40	胎儿生长受限	2
妊娠期高血压疾病	5	胎儿宫内窘迫	2
妊娠期糖尿病	5	产前出血	2
胎膜早破	5	产后出血	2
先兆早产及早产	2	羊水量异常	2

2）基本技能及例数

操作技术名称	最低例数	操作技术名称	最低例数
四步触诊	40	正常新生儿查体及处理	20
骨盆测量	40	人工破膜	10
电子胎心监护图判读	40	缩宫素点滴引产	10
正常产程观察、处理及接生操作	40	会阴侧切缝合术	10
产程图绘制	40	剖宫产手术助手	20
妊娠图绘制	20		

（3）较高要求（在基本要求的基础上还应学习以下疾病和技能）

1）学习病种

异常分娩、新生儿窒息等。

2）临床知识、技能

会阴裂伤缝合术、新生儿复苏。

2. 产科门诊（1 个月）

1）学习病种及例数

病种	最低例数	病种	最低例数
妊娠合并症	5	胎儿生长受限	3
妊娠期糖尿病	5	胎儿窘迫	3
妊娠高血压疾病	5	先兆早产	3
羊水量异常	3	产道异常	3

2）基本技能及例数

操作技术名称	最低例数	操作技术名称	最低例数
正常产前检查	150	绘制妊娠图	50
骨盆测量	40	电子胎心监护图判读	30
产前宣教	5		

（二）妇科专业

1. 妇科病房（3 个月）

（1）轮转目的

1）理论部分

掌握：女性生殖器官的解剖、生理等基础理论知识；妇科常见疾病的临床特点、诊断、鉴别诊断及处理原则。

熟悉：妇科常见疾病的手术适应证、禁忌证，常见手术的术后并发症及处理原则。

2）技能部分

掌握：妇科病史采集、医疗文书书写，妇科病历书写，至少完成 10 份手工书写的大病历；腹部伤口换药、拆线。

熟悉：作为助手参加附件手术及子宫切除术。

了解：妇科宫腹腔镜器械使用方法、注意事项。

（2）基本要求

1）学习病种及例数

病种	最低例数	病种	最低例数
子宫肌瘤	2	异位妊娠	2
良性卵巢肿瘤	2	子宫内膜异位症	2
子宫腺肌病	2		

2）基本技能及例数

操作技术名称	最低例数	操作技术名称	最低例数
盆腔检查（双合诊、三合诊）	80	附件、子宫手术助手	10
诊断性刮宫术	4	外阴、阴道小手术助手	4

（3）较高要求（在基本要求的基础上还应学习以下疾病和技能）

1）学习病种

妊娠剧吐、不孕症、子宫纵隔、宫腔粘连、女性生殖器官损伤性疾病、子宫内膜息肉、女性生殖器官恶性肿瘤等。

2）临床知识、技能

参观腹腔镜和（或）宫腔镜手术5例。

2. 妇科门诊（1个月）

（1）轮转目的

1）理论部分

掌握：常见女性生殖道炎症的诊断、鉴别诊断与处理；门诊常用药物的药理作用、剂量、用法、适应证、禁忌证及副作用。

了解：宫颈细胞TBS分类法的临床意义。

2）技能部分

掌握：妇科病史采集、医疗文书书写，妇科门诊病历书写，能够正确阅读辅助检查报告及妇科常见病病理报告。

熟悉：妇科门诊常用特殊检查方法（阴道清洁度、滴虫、真菌、宫颈及阴道涂片等）。

了解：参与外阴、阴道及宫颈的小手术。

（2）基本要求

1）学习病种及例数

病种	最低例数	病种	最低例数
外阴及阴道炎	60	子宫内膜异位症、子宫腺肌病	15
盆腔炎	20	性传播性疾病	10
早孕、流产	20	宫颈病变	5
宫颈炎	40	妊娠剧吐	3
异位妊娠	3	附件肿物	15
子宫肌瘤	20	不孕症	2
女性生殖器官损伤性疾病	3	妇科急腹症	3
生殖内分泌疾病	10	女性生殖器官恶性肿瘤	1

2）基本技能及例数

操作技术名称	最低例数	操作技术名称	最低例数
盆腔检查（双合诊、三合诊）	150	阴道分泌物检查	40
宫颈、阴道涂片	60	活检术助手	3
宫颈小手术（助手）	5		

第二、三年轮转

（一）产科专业

1. 产科病房（包括产房，共6~7个月）

（1）轮转目的

1）理论部分

掌握：病理妊娠的诊断和处理原则；异常分娩、异常产程的识别和处理原则；产科常用手术的适应证、禁忌证；产科常见急症、合并症和并发症的诊断和处理原则；新生儿窒息复苏的基本程序、高危新生儿的判断标准及处理原则。

2）技能部分

掌握：作为术者完成产科一般中型手术，作为第一助手指导下级医师完成产科常见的小手术；胎心监护仪的使用，并能正确判断异常胎心监护图形。

熟悉：常见妊娠并发症的发病机制、病理生理、对母亲与胎儿的危害与处理原则；分娩期并发症的诊断与处理原则；异常分娩、异常产程的识别与处理原则；产科助产技术的适应证、禁忌证；异常产褥的诊断与处理；妊娠合并内外科疾病的诊断、对母亲和胎儿的危害与处理原则；胎儿电子胎心监护技术与图形判读；熟悉前置胎盘、胎盘早剥、羊水栓塞、产后出血、DIC的诊断与处理原则。

了解：产科的阴道检查、人工破膜、骨盆内测量的方法；异常妊娠图的识别；新生儿窒息抢救和早产儿的处理；产前诊断的内容与方法；常见胎儿畸形的诊断与上报。

（2）基本要求

1）学习病种及例数

病种	最低例数	病种	最低例数
分娩期并发症	10	新生儿窒息复苏	5
异常分娩	10	胎儿生长受限	2
妊娠期高血压疾病	5	胎儿宫内窘迫	4
妊娠期糖尿病	5	产后出血	4
胎膜早破	5	失血性休克	2
胎盘早剥	2	瘢痕子宫	2
前置胎盘	2		

2）基本技能及例数

操作技术名称	最低例数	操作技术名称	最低例数
四步触诊	40	剖宫产手术（术者/助手）	10/30
骨盆测量	40	手剥胎盘	10
电子胎心监护图判读	40	新生儿窒息复苏	3
缩宫素点滴引产	20	会阴裂伤缝合术	10

（3）较高要求（在基本要求的基础上还应学习以下疾病和技能）

学习病种：胎儿畸形、胎死宫内、多胎妊娠、羊水栓塞。

2. 产科门诊（1~2个月）

（1）基本要求

1）学习病种及例数

病种	最低例数	病种	最低例数
妊娠合并症	10	胎儿生长受限	3
妊娠期糖尿病	10	胎儿窘迫	3
妊娠高血压疾病	10	先兆早产	3
羊水量异常	3	产道异常	3
多胎妊娠	3		

2）基本技能及例数

操作技术名称	最低例数	操作技术名称	最低例数
正常产前检查	300	绘制妊娠图	100
骨盆测量	60	电子胎心监护图判读	30
产前宣教	5		

（二）妇科专业

1. 妇科病房（6个月）

（1）轮转目的

1）理论部分

掌握：妇科常见病、多发病的生理、病理的理论知识、诊断、鉴别诊断以及基本治疗原则；妇科急腹症的诊断、鉴别诊断与处理原则；休克的诊断、鉴别诊断、诊治原则；子宫异常出血、不孕症、生殖器官损伤性疾病、妇科内分泌等疾病的基本相关理论知识、临床特点及治疗原则；妇科常规手术的适应证、禁忌证和手术前后的处理。

熟悉：妇科腹腔镜、宫腔镜的手术适应证、禁忌证及术后的并发症。

了解：妇科恶性肿瘤诊断、鉴别诊断及治疗原则。

2）技能部分

掌握：在熟练掌握第一年要求的妇科基本技能的基础上，能够作为术者完成妇科门诊常见的小手术，如宫颈活组织检查、巴氏腺脓肿切开或造口、外阴肿物切除术等；熟悉阴道镜相关知识内容；作为术者或第一助手完成附件手术；作为术者或第一助手能够完成简单的子宫切除术。

（2）基本要求

1）学习病种及例数

病种	最低例数	病种	最低例数
子宫肌瘤	15	功能失调性子宫出血	3
良性卵巢肿瘤	10	女性生殖器官损伤性疾病病	2
子宫腺肌病	5	宫颈癌	1
子宫内膜异位症	5	子宫内膜癌	1
异位妊娠	6	卵巢恶性肿瘤	1
妇科急腹症	5	妊娠滋养细胞疾病	1
生殖道畸形	2		

2）基本技能及例数

操作技术名称	最低例数	操作技术名称	最低例数
盆腔检查（双合诊、三合诊）	100	简单子宫切除术术者或第一助手	3
外阴、阴道小手术术者	2	子宫次全切除术或全子宫切除助手	5
宫颈小手术术者	3	参观阴式子宫切除术	2
诊刮、分段诊刮、清宫术术者	10	参观根治性子宫切除术	2
附件手术术者或第一助手	10	参加腹腔镜、宫腔镜手术	10

2．妇科门诊（1～2个月）

（1）基本要求

1）学习病种及例数

病种	最低例数	病种	最低例数
外阴及阴道炎	80	子宫内膜异位症、子宫腺肌病	15
盆腔炎	20	性传播性疾病	10
早孕、流产	40	宫颈病变	10
宫颈炎	60	妊娠剧吐	3
异位妊娠	3	附件肿物	15
子宫肌瘤	30	更年期综合征	5
女性生殖器官损伤性疾病	3	急腹症	10
生殖内分泌疾病	10	妊娠滋养细胞疾病	2
不孕症	5	生殖系统恶性肿瘤	3
生殖内分泌疾病月经不调	10		

2）基本技能及例数

操作技术名称	最低例数	操作技术名称	最低例数
盆腔检查（双合诊、三合诊）	200	诊刮、分段诊刮、清宫术术者	3
宫颈、阴道涂片	80	外阴裂伤缝合术术者	1
阴道分泌物检查	50	参加阴道镜检查	10
活检术术者	3	参加子宫输卵管通液、通气、造影术	3
取内膜术术者	3	前庭大腺囊肿、脓肿造口、切开引流术术者	3
宫颈息肉摘除术术者	3		

（2）较高要求（在基本要求的基础上还应学习以下疾病和技能）

1）学习病种

卵巢过度刺激综合征、压力性尿失禁、盆底器官脱垂等相关疾病。

2）临床知识、技能

担任腹腔镜和（或）宫腔镜妇科手术助手，参加阴式手术，参观盆底重建术，各3例。

（三）计划生育科（计划生育门诊、病房，4个月）

1. 轮转目的

掌握：计划生育病历书写，计划生育专业基本理论知识；计划生育手术操作（早、中孕期人工流产术、药物流产术、女性绝育术、宫内节育器放置及取出术）的适应证、禁忌证、手术步骤、术前准备、术后处理及注意事项；基本的宫腔操作；计划生育手术常见并发症的识别、诊断技术与处理原则。

熟悉：国家有关计划生育的政策、法规，常见手术并发症的处理原则，钳刮技术。对

34

于特殊部位的妊娠（宫颈妊娠、剖宫产切口妊娠、宫角妊娠等）要有一定诊断能力。

了解：生殖健康理念，腹腔镜、宫腔镜技术在计划生育手术中的应用。

2．基本要求

（1）学习病种及例数

病种	最低例数	病种	最低例数
早孕	80	人工流产术后随访及并发症	10
孕中期引产	10	避孕咨询指导	5
药物流产	20	高危人工流产	5
宫内节育器并发症	5		

（2）基本技能及例数

操作技术名称	最低例数	操作技术名称	最低例数
盆腔检查（双合诊、三合诊）	100	药物流产术观察	10
人工流产术术者	20	输卵管绝育术	无例数要求
放、取环术术者	10	输卵管复通术（助手）	无例数要求
中期引产术术者	10		

（四）相关科室（超声、新生儿等科室）（2 个月）

根据所选科室，了解相关轮转科室的基本知识及技能。

（五）选修轮转科室（3 个月，不作为必须轮转要求）

1．外科急诊

了解：急诊工作流程，并且建立起与急诊病人的沟通技巧。

学习病种及例数要求：

病种	最低例数	病种	最低例数
参加心肺复苏	5	腹痛的鉴别诊断	5
参加休克抢救	2	急腹症的手术指征	1
常见急性感染的诊断与治疗常规	5	参加中心静脉通道的建立	1

2．病理科

对女性生殖系统病理有一定的了解。

3. 外科重症监护

了解危重病人的监护与管理、急重症患者抢救治疗全过程。人工呼吸、心脏按压、电除颤等常用临床复苏技术。呼吸机的操作和使用。了解危重病人术后生理功能改变，包括呼吸、循环、肝肾功能、水电解质平衡变化以及全身应激反应。

4. 心内科

了解常见心血管疾病的发病机制、临床表现、诊断、鉴别诊断和处理；急性冠状动脉综合征（ACS）的分型、诊断和处理；心血管疾病常用药物的临床应用（包括抗心律失常药物、治疗高血压、冠心病及心力衰竭药物等）；常见心脏病 X 线图像分析、诊断；心电图操作及常见典型心电图诊断；静脉压测定。

（六）外语、教学、科研等能力的要求

第一年轮转过程中，参加医院教学活动，能够阅读外文文献，完成读书笔记 1 篇。

进入第二年后，能够承担起实习医师的临床带教工作；了解本专业国内外新进展，比较熟练阅读外文经典著作或期刊。每年完成临床个案报道或综述 1 篇。

四、推荐阅读书刊

1. 乐杰. 妇产科学. 第 7 版. 北京：人民卫生出版社，2008
2. 曹泽毅. 中华妇产科学. 临床版. 北京：人民卫生出版社，2010
3. 威廉姆斯产科学. 21 版. 科学出版社，2002
4. 段涛，丰有吉翻译. Novak 妇科学. 北京：人民卫生出版社，2005
5. 丰有吉，沈铿. 妇产科学（长学制临床医学专业教学用书）. 2012

修　订：北京市住院医师规范化培训妇产科专科委员会
审　定：北京市住院医师规范化培训工作指导委员会

儿科培训细则

儿科是一门研究小儿营养、生长发育规律、提高小儿身心健康水平和疾病防治质量的综合性医学学科。专业范围包括：儿童保健、新生儿、感染、消化、呼吸、心血管、泌尿、血液及肿瘤、神经、精神心理、内分泌、遗传代谢、风湿免疫、重症、康复、营养等。它的服务对象是从胎儿到青少年，其生理、病理、疾病表现等方面与成人不同，具有动态的特点。

一、培养目标

儿科住院医师规范化培训为二级学科基础培训，住院医师不分专业，培训目标应坚持培养临床能力为主，同时注重全面素质的提高，包括医德医风、团结协作、刻苦奉献精神。要求掌握儿科基础理论，基本知识及基本技能。在巩固大学理论知识的基础上，学习专业必修课和选修课。按要求完成门诊及住院病史的规范化书写，熟练进行全面的体格检查，掌握儿科常见病、多发病的病因、发病机制、临床表现、诊断及鉴别诊断、预防、治疗方法。对轮转科室各专业的内容有基本了解，熟悉其诊疗常规。参加危重病人的抢救，在上级医师带领下参加实习医师的带教工作。培训结束时应具备独立处理儿科常见病、多发病的工作能力。

二、培养方法

儿科住院医师规范化培训为 3 年，在儿科专业范围内的各三级学科（专业）及相关科室轮转。

（一）必选亚专业轮转及时间

儿科亚专业	时间（月）	儿科亚专业	时间（月）
新生儿专业	3	泌尿专业	3
消化专业	3	神经专业	3
呼吸专业	3	重症医学专业	3
心血管专业	3	儿科门急诊	3
血液及肿瘤专业	3	保健专业	1～2
感染专业	3	辅助科室	1～2

（二）可选亚专业轮转及时间

儿科亚专业	时间（月）	儿科亚专业	时间（月）
风湿免疫专业	3	内分泌遗传代谢专业	3

三、培训内容与要求

（一）儿童保健

1. 轮转目的

掌握：小儿生长发育规律、发育评价的方法；小儿营养的基本知识及正确的喂养方法；国家计划免疫的内容及其禁忌证、常见的不良反应及处理；儿童四病（佝偻病、贫血、肺炎、腹泻病）的防治方案；营养不良、锌缺乏症、铅中毒、肥胖症、注意缺陷多动障碍、抽动症、遗尿症等小儿常见疾病的诊断及防治。

熟悉：散居儿童及集体儿童的管理；儿童保健、防病知识的卫生宣教。

了解：各种心理测试的方法及其适应年龄，并对结果予以解释、评价；身材矮小、厌食症、发育迟缓等症状的鉴别诊断；眼、口腔保健。

2. 基本要求

（1）学习病种及例数

病种	最低例数	病种	最低例数
维生素 D 缺乏性佝偻病	3	锌缺乏症	3
贫血	3	肥胖症	3
腹泻病	3	遗尿症	3
营养不良	3		

（2）基本技能及例数

操作技术名称	最低例数	操作技术名称	最低例数
各年龄阶段保健要点	5	眼、口腔保健	3
生长发育指标的测量及评定	5	儿童保健卡片及计划免疫卡片管理	3
喂养行为及喂养不当干预	3		

常用指标：体重、身高、头围、胸围、上臂围、皮下脂肪、上、下部量。

3. 较高要求（在基本要求的基础上还应学习以下疾病和技能）

（1）学习病种

注意缺陷多动障碍、智力发育障碍、学习困难

（2）临床知识、技能

心理行为量表测试、智商测试。

（二）重症医学专业

1. 轮转目的

掌握：危重症的基本临床监护技能，做到早期识别危重病人、准确掌握病情变化，尤其是生命体征的变化，及时采取有效诊治措施；掌握危重病人评分法；掌握儿童危重症的基本诊治原则；能够分析和处理血气、电解质、心电图、毒物筛查、肝肾功能等测定结果；掌握肠内外营养适应证及配置。

熟悉：急救常用药物及其剂量用法；掌握心肺复苏、电击除颤等基本技能。

了解：机械通气、血液净化等技术在重症医学中的应用。

2. 基本要求

（1）学习病种及例数

病种	最低例数	病种	最低例数
心搏骤停、呼吸骤停	3	急性颅高压	3
急性呼吸衰竭	3	各种中毒及意外伤害	3
休克	3	支气管哮喘重度或极重度发作	3
癫痫持续状态	3	急性肾衰竭	3
严重脓毒症	3	急性呼吸窘迫综合征（ARDS）	3

（2）基本技能及例数

操作技术名称	最低例数	操作技术名称	最低例数
血气分析（采血及仪器操作）	5	心肺复苏术	3
呼吸道管理	5	多功能监护仪使用	3
电击除颤	1		

3. 较高要求（在基本要求的基础上还应学习以下疾病和技能）

（1）学习病种

多脏器功能障碍综合征（MODS）、弥散性血管内凝血（DIC）。

（2）临床知识技能

呼吸机调节、气管插管。

（三）新生儿专业

1. 轮转目的

掌握：新生儿分类；足月儿、早产儿、适于胎龄儿、小于胎龄儿、大于胎龄儿、过期产儿、巨大儿等的解剖生理特点及护理特点；新生儿的病史询问及病历书写；重点掌握新生儿呼吸窘迫综合征、新生儿缺氧缺血性脑病、新生儿溶血病与新生儿黄疸的病因、发病机制、临床表现、诊断、鉴别诊断及防治。

熟悉：新生儿、早产儿的喂养；新生儿、早产儿用药（包括抗生素）及补液特点；新生儿输血适应证、换血适应证及方法。

了解：新生儿常见病的病因、发病机制、临床表现、诊断及防治。

2. 基本要求

（1）学习病种及例数

病种	最低例数	病种	最低例数
新生儿黄疸与新生儿溶血病	3	新生儿低血糖/高血糖	1
新生儿窒息	3	新生儿贫血	1
新生儿缺氧缺血性脑病	3	新生儿红细胞增多症	1
新生儿颅内出血	3	新生儿呼吸窘迫综合征	3
新生儿肺炎	3	新生儿暂时性呼吸增快征	1
新生儿败血症	1	新生儿胎粪吸入综合征	1
新生儿化脓性脑膜炎	1	新生儿梅毒	1
支气管肺发育不良	1	TORCH（弓形虫、其他病原体、风疹病毒、巨细胞病毒、单纯疱疹病毒感染、肝炎综合征）	1

（2）基本技能及例数

操作技术名称	最低例数	操作技术名称	最低例数
新生儿全面体格检查	5	腰椎穿刺术	1
足跟部穿刺采血	3	胃管插管术	2
静脉穿刺取血	5		

3. 较高要求（在基本要求的基础上还应学习以下疾病和技能）

（1）学习病种

病 种	病 种	病 种
新生儿惊厥	坏死性小肠结肠炎	新生儿多脏器衰竭
新生儿复苏	新生儿卒中	新生儿心衰
先天遗传代谢性疾病	早产儿视网膜病	新生儿急性肾衰竭
VLBW 管理	新生儿休克	

40

（2）临床知识、技能

呼吸机应用、气管插管、新生儿换血术。

（四）感染专业

1. 轮转目的

掌握：儿童常见传染病的临床表现、诊断、鉴别诊断、预防及治疗。

熟悉：暴发型流行性脑脊髓膜炎、中毒性痢疾的休克、脑水肿等的抢救措施。

了解：小儿性传播性疾病（如艾滋病、淋病、梅毒等）的临床表现、诊断及防治；严重急性呼吸综合征（SARS）和高致病性禽流感的临床表现及诊治。

2. 基本要求

（1）学习病种及例数

病种	最低例数	病种	最低例数
传染性单核细胞增多症（EB病毒感染）	3	各型结核病	2
各种消化道传染病（细菌性痢疾、沙门菌属感染、霍乱）	2	寄生虫病（血吸虫病、疟疾、蛔虫病、蛲虫病、绦虫病、钩虫病）	3
甲型、乙型、丙型病毒性肝炎	3	流行性脑脊髓膜炎	2
百日咳样综合征	1	流行性乙型脑炎	1
艾滋病、淋病、梅毒	1		

（2）基本技能及例数

操作技术名称	最低例数	操作技术名称	最低例数
传染病隔离措施（洗手、穿脱隔离衣、污染物处理）	3	腰椎穿刺术	1
		肛拭子取便	2

3. 较高要求（在基本要求的基础上还应学习以下疾病和技能）

（1）学习病种

暴发型流行性脑脊髓膜炎、高致病性禽流感、严重急性呼吸综合征（SARS）。

（2）临床知识、技能

流行性脑脊髓膜炎皮肤淤点涂片查菌。

（五）消化专业

1. 轮转目的

掌握：小儿消化系统的解剖生理特点；小儿消化系统常见疾病的临床表现、诊断、鉴别诊断及防治，如腹泻病、Hp感染、消化性溃疡、胃食管反流病、婴儿肝炎综合征等的病

41

因、临床表现、诊断、鉴别诊断及治疗（其中，腹泻病的内容包括液体疗法，各种性质、程度的脱水的判断和处理，电解质紊乱、酸碱平衡失调时的诊断和处理）；小儿消化系统常见症状如腹痛、便秘、呕吐、黄疸、呕血和便血等的鉴别诊断和简要处理。

熟悉：腹泻病的发病机制；常见消化道畸形和消化系统疾病的腹平片和钡餐造影的特征。

了解：国内外腹泻病的诊治进展；食物过敏、炎症性肠病、急慢性胰腺炎、肝脓肿、肝硬化、常见胆道疾病、消化道大出血及功能性胃肠道疾病的诊治；各种消化道内镜的适应证和禁忌证；各种小儿胃肠动力检测方法和临床应用。

2. 基本要求

（1）学习病种及例数

病种	最低例数	病种	最低例数
腹泻病	3	婴儿肝炎综合征	1
胃炎（急性、慢性）	3	食物过敏	1
胃食管反流病	2	Hp 感染和消化性溃疡病	3

（2）基本技能及例数

操作技术名称	最低例数	操作技术名称	最低例数
腹腔穿刺	1	插胃管、洗胃、抽取胃液	1

3. 较高要求（在基本要求的基础上还应学习以下疾病和技能）

（1）学习病种

消化道大出血、急慢性胰腺炎、肝脓肿、炎症性肠病（溃疡性结肠炎、克罗恩病）。

（2）临床知识、技能

观摩胃镜检查、观摩食管内 24 小时 pH 监测。

（六）呼吸专业

1. 轮转目的

掌握：小儿呼吸系统的解剖生理特点；小儿呼吸系统常见病的病史采集、体检、临床表现、并发症、诊断、鉴别诊断及防治；阅读 X 线胸片的基本方法、常见肺部疾病的 X 线主要特点；胸腔穿刺、血气分析。

熟悉：胸部 CT、肺功能报告单；持续气道正压通气应用适应证、操作及注意事项。

了解：支气管镜应用适应证、术前准备工作、术后医嘱及病人观察。

2. 基本要求

（1）学习病种及例数

病种	最低例数	病种	最低例数
各型肺炎（大叶性肺炎、支气管肺炎、金黄色葡萄球菌肺炎、病毒性肺炎、支原体肺炎）	5	支气管哮喘	3
		胸膜炎、脓胸、脓气胸	2
毛细支气管炎	3	呼吸衰竭	1

（2）基本技能及例数

操作技术名称	最低例数	操作技术名称	最低例数
阅读胸部影像片	10	氧疗	5
阅读血气分析报告单	5	胸腔穿刺	1

3. 较高要求（在基本要求的基础上还应学习以下疾病和技能）

（1）学习病种

反复呼吸道感染、支气管扩张、支气管异物、特发性肺含铁血黄素沉着症、呼吸系统先天畸形。

（2）临床知识、技能

观摩支气管镜、阅读胸部 CT、阅读肺功能报告单、CPAP 应用。

（七）心血管专业

1. 轮转目的

掌握：先天性心脏病的病史撰写要求，循环系统的体格检查方法及意义。常见先天性心脏病的病史、体征、心电图、超声心动图及 X 线胸片的特点、诊断依据及主要鉴别诊断；心肌炎、心肌病的诊断及处理；心力衰竭的诊断与药物治疗；小儿心律失常的常用药物。

熟悉：川崎病的诊断标准和心血管并发症；小儿晕厥的诊断与鉴别诊断；感染性心内膜炎的诊断与治疗用药；高血压的病因诊断与治疗原则。

了解：24 小时心电图监测、24 小时血压监测的意义；先天性心脏病的介入治疗与外科治疗指征；安装起搏器的指征；射频消融治疗的适应证。

2. 基本要求

（1）学习病种及例数

病种	最低例数	病种	最低例数
先天性心脏病（室间隔缺损、房间隔缺损、动脉导管未闭、法洛四联症、肺动脉瓣狭窄）	3	心肌炎	1
		心肌病	1
心律失常	1	心力衰竭	1

（2）基本技能及例数

操作技术名称	最低例数	操作技术名称	最低例数
心电图	10	心电监护	1

3．较高要求（在基本要求的基础上还应学习以下疾病和技能）

（1）学习病种

晕厥、高血压、感染性心内膜炎、川崎病心血管并发症。

（2）临床知识、技能

阅读超声心动图报告单、直立倾斜试验、24小时心电图监测、24小时血压监测。

（八）泌尿专业

1．轮转目的

掌握：小儿泌尿系统解剖生理特点；小儿尿常规、肾功能检查的结果解释；儿童肾小球疾病的临床分类、发病机制、临床表现、诊断、鉴别诊断和治疗；急性链球菌感染后肾小球肾炎、原发性肾病综合征和泌尿系感染的病因、发病机制、临床表现、诊断、鉴别诊断和治疗；原发性肾病综合征肾上腺皮质激素中长程疗法、常用免疫抑制剂的应用原则；IgA肾病，继发性肾小球肾炎（狼疮性肾炎、紫癜肾炎、乙型肝炎病毒相关肾炎）、急性肾损伤与慢性肾衰竭的临床表现、诊断和治疗原则。

熟悉：肾小球疾病的病理分型，血尿、蛋白尿的检查步骤、诊断及鉴别诊断；溶血尿毒综合征、遗传性肾脏疾病及肾小管酸中毒的临床表现、诊断和治疗原则；肾活检适应证、禁忌证、并发症及处理；急性肾损伤和慢性肾衰竭的病因、发病机制；血液净化的适应证、并发症及禁忌证。

了解：先天性肾脏病、反流性肾病的诊断和治疗；肾小管疾病和间质性肾炎的病因、发病机制和诊治原则。肾移植的适应证、并发症及禁忌证。

2．基本要求

（1）学习病种及例数

病种	最低例数	病种	最低例数
急性链球菌感染后肾炎	3	IgA肾病	2
原发性肾病综合征	3	急性肾损伤	3
继发性肾炎（紫癜性肾、狼疮性肾炎等）	3	慢性肾衰竭	2
泌尿道感染	3	血尿和/或蛋白尿	2

（2）基本技能及例数

操作技术名称	最低例数	操作技术名称	最低例数
导尿及尿培养留取	2	肾穿刺前准备及穿刺后护理	4

3．较高要求（在基本要求的基础上还应学习以下疾病和技能）

（1）学习病种

溶血尿毒综合征、肾小管酸中毒、肾小管间质性疾病、先天和（或）遗传性肾脏疾病。

（2）临床知识、技能

置腹膜透析管、血液净化通路建立技术。

（九）血液及肿瘤专业

1．轮转目的

掌握：小儿胚胎造血、生后造血及不同年龄血象的特点；小儿贫血的定义、分类、临床表现、诊断及治疗原则；营养性缺铁性贫血、营养性巨幼细胞性贫血的病因、发病机制、诊断要点与防治方法；再生障碍性贫血的诊断、分型标准；免疫性血小板减少性紫癜的发病机制、诊断、鉴别诊断及治疗原则。

熟悉：自身免疫性溶血、遗传性球形红细胞增多症以及红细胞葡萄糖-6-磷酸脱氢酶缺乏症的诊断与治疗要点；急性白血病的分类、临床表现、诊断及鉴别诊断；急性淋巴细胞白血病的 MICM 诊断分型、治疗原则及并发症的处理。

了解：再生障碍性贫血各种治疗方法的作用机制和疗效评价；止血及凝血的机制；出血性疾病、溶血性疾病的分类、鉴别诊断及处理原则；血友病的临床及实验诊断和治疗原则；淋巴瘤、朗格罕细胞组织细胞增生症、噬血细胞性淋巴组织细胞增生症的诊断与治疗。

2．基本要求

（1）学习病种及例数

病种	最低例数	病种	最低例数
营养性贫血（缺铁性、巨幼细胞性）	3	免疫性血小板减少性紫癜	2
再生障碍性贫血	1	白血病	1
溶血性贫血	1	淋巴瘤	1

（2）基本技能及例数

操作技术名称	最低例数	操作技术名称	最低例数
骨髓穿刺	3	血及骨髓涂片阅片	10

3. 较高要求（在基本要求的基础上还应学习以下疾病和技能）

（1）学习病种

朗格罕细胞组织细胞增生症、噬血细胞性淋巴组织细胞增生症。

（2）临床知识、技能

鞘内注入白血病药物技术。

（十）神经专业

1. 轮转目的

掌握：小儿神经系统的发育特点及检查方法；小儿神经系统常见疾病病因分析、临床表现、诊断、鉴别诊断及治疗；癫痫的发作分型与治疗原则；运动单位病的临床及实验室诊断原则；遗传代谢缺陷病的早期症状认识及代谢缺陷筛查的临床意义；小儿脑电图、CT、MRI 的检查适应证。

熟悉：免疫性脑炎、脑血管病的病因、临床表现及诊断和鉴别诊断。

了解：中枢神经系统疾病定位诊断方法；小儿智力低下及行为障碍性疾病的诊断、鉴别诊断；小脑疾病诊断、锥体外系疾病的诊断；小儿神经遗传代谢性疾病（如神经纤维瘤病、溶酶体病）的诊断及处理。小儿脑电图、CT、MRI 的阅读。

2. 基本要求

（1）学习病种及例数

病种	最低例数	病种	最低例数
小儿癫痫	6	脑性瘫痪	2
中枢神经系统感染（各种脑膜炎、脑炎）	4	运动单位病（脊髓性肌萎缩、进行性肌营养不良、重症肌无力）	1
急性弛缓性麻痹（急性感染性多发性神经根神经炎、其他周围神经病、脊髓炎或脊髓损伤）	2		

（2）基本技能及例数

操作技术名称	最低例数	操作技术名称	最低例数
神经系统检查	6	硬膜下穿刺	1
腰椎穿刺	5		

3. 较高要求（在基本要求的基础上还应学习以下疾病和技能）

（1）学习病种

癫痫持续状态、急性播散性脑脊髓膜炎、中枢神经系统占位性疾病、儿童脑血管疾病、急性小脑共济失调、神经系统免疫性相关性疾病及变性病（免疫性脑炎、多发性硬化）、神经遗传代谢病（糖、脂类、氨基酸及有机酸代谢障碍、肝豆状核变性、线粒体肌病及线粒体脑肌病）。

（2）临床知识、技能

脑电图结果分析、肌电图结果分析、神经系统 CT、MRI 阅片。

（十一）风湿免疫专业

1. 轮转目的

掌握：儿童原发性免疫缺陷病和风湿病的概念和疾病谱、常见症状和体征的主要鉴别诊断思路，掌握什么情况下应该想到免疫缺陷病和风湿病，以及常见疾病（川崎病、过敏性紫癜、风湿热、儿童系统性红斑狼疮、幼年类风湿关节炎）的临床表现、诊断、鉴别诊断及处理。

熟悉：原发性免疫缺陷病的识别、常用的免疫学检查和临床意义（例如包括不同年龄段免疫球蛋白的正常值、主要淋巴细胞亚群的意义），以及常见风湿病实验室检查的临床意义。

了解：较少见原发性免疫缺陷病和风湿病（大动脉炎、干燥综合征、反应性关节炎、X 连锁无丙种球蛋白血症、性联免疫缺陷病）的诊断鉴别思路和检查手段。

2. 基本要求

（1）学习病种及例数

病种	最低例数	病种	最低例数
过敏性紫癜	2	川崎病	2
风湿热	1	儿童系统性红斑狼疮	1
幼年类风湿关节炎	1	幼年皮肌炎	1
各种抗体缺陷性疾病	1		

（2）基本技能及例数

操作技术名称	最低例数	操作技术名称	最低例数
主要关节检查法	3		

3. 较高要求（在基本要求的基础上还应学习以下疾病和技能）

（1）学习病种

大动脉炎、反应性关节炎、干燥综合征。

（2）临床知识、技能

关节腔穿刺。

（十二）内分泌遗传代谢专业

1. 轮转目的

掌握：典型常见内分泌疾病（糖尿病、甲状腺疾病、肥胖病、生长障碍、性早熟）和遗传代谢性疾病（21 三体综合征、肝糖原累积症、肝豆状核变性）的临床表现、诊断、鉴别诊断及处理。

熟悉：常见内分泌检查实验操作。常见遗传代谢实验室检查的临床意义。

了解：较少见内分泌及遗传代谢性疾病（性发育异常、尿崩症、肾小管酸中毒、电解质紊乱、骨代谢、内分泌遗传代谢综合征、溶酶体储积症、脂肪酸代谢紊乱等）的诊断鉴别思路和检查手段。

2．基本要求

（1）学习病种及例数

病种	最低例数	病种	最低例数
儿童糖尿病	2	性早熟	1
甲状腺疾病	1	21 三体综合征	1
生长迟缓	1	肝糖原累积症	1
肥胖病	1	肝豆状核变性	1

（2）基本技能及例数

操作技术名称	最低例数	操作技术名称	最低例数
血糖检测	3	糖耐量试验（OGTT）	1
生长激素刺激试验	2		

3．较高要求（在基本要求的基础上还应学习以下疾病和技能）

（1）学习病种

先天性肾上腺皮质增生症、尿崩症、肾小管酸中毒、溶酶体储积症、脂肪酸代谢紊乱。

（2）临床知识、技能

骨龄读片、染色体检查报告解读、皮质醇节律、限水试验。

（十三）儿科门急诊

1．轮转目的

掌握：儿童常见的呼吸道疾病如上呼吸道感染、急性喉炎、急性支气管炎；消化道疾病如口腔炎及小儿常见传染性疾病如手足口病、水痘、麻疹、风疹、婴幼儿急疹及流行性腮腺炎、高热惊厥等的临床表现、诊断、治疗及预防。

熟悉：儿童常见症状的鉴别。

了解：重症手足口病、麻疹肺炎、腮腺炎脑炎的识别及处理。

2．基本要求

（1）学习病种及例数

病种	最低例数	病种	最低例数
上呼吸道感染	5	麻疹	2
急性喉炎	2	风疹	2
急性支气管炎	5	婴幼儿急疹	2
口腔炎	3	水痘	2
手足口病	3	流行性腮腺炎	2
高热惊厥	3	肺炎、呼衰	2

（2）基本技能及例数

操作技术名称	最低例数	操作技术名称	最低例数
血、尿、便常规的判读	5	皮肤、腮腺、口腔部位的查体	5
血气分析	2	血生化结果判读	2
腰椎穿刺	1		

3．较高要求（在基本要求的基础上还应学习以下疾病和技能）

（1）学习病种

重症手足口病、麻疹肺炎、腮腺炎脑炎。

（2）临床知识、技能

经鼻持续气道正压通气（NCPAP）。

（十四）辅助科室

1．影像专业

（1）轮转目的

掌握：医学影像学的基本理论和成像原理，X 线、CT 和 MRI 的基本检查技术和方法；常见影像学征象和表中所列疾病的基本影像学表现并进行影像学诊断；医学影像诊断报告书的书写原则。

熟悉：医学影像学的观察和分析方法及其诊断原则。

了解：X 线投照和 CT、MRI 检查的操作方法；医学影像诊断的临床应用价值和限度。

（2）基本要求

学习病种及例数：

系统（检查技术）与病种	最低例数	系统（检查技术）与病种	最低例数
呼吸循环系统（以 X 线平片和 CT 为主）		消化泌尿系统（以 X 线平片和 CT 为主）	
肺炎	5	肠梗阻	1
原发性结核	1	先天性巨结肠	1
粟粒性肺结核	1	腹部肿瘤	1
支气管异物	1	气腹	1
胸腔积液	1	重肾	1
气胸	1	肾积水	1
肺透明膜病	1	神经系统（以 CT 和 MRI 为主）	
先天性心脏病	1	颅内出血	1
骨关节系统（以 X 线平片为主）		新生儿缺血缺氧性脑病	1
骨折	1	脑肿瘤	1
佝偻病	1		
骨髓炎	1		

2. 心电图室

（1）轮转目的

掌握：体表 12 导联心电图机的使用和心电图的阅读方法。

熟悉：正常标准心电图及部分常见的异常心电图，如：激动起源异常（早搏、室上性心动过速、房速、室速等）和激动传导异常（窦房传导阻滞、房室传导阻滞等）。

了解：特殊异常心电图改变（心房心室肥大、低电压、异常 Q 波等）。

（2）基本要求

学习病种及例数：

心电图诊断	最低例数	心电图诊断	最低例数
正常心电图	1	室性心动过速	1
房性早搏	1	房扑（房颤）	1
室性早搏	1	房室传导阻滞	1
交界区早搏	1	窦房传导阻滞（窦性停搏）	1
房性心动过速	1	左（或右）心房（或室）肥大	1
阵发性室上性心动过速	1		

3．血细胞形态学

（1）轮转目的

掌握：正常成熟红细胞、白细胞及血小板形态。常见小细胞性贫血的红细胞形态，包括缺铁性贫血、球形红细胞增多症、地中海贫血的红细胞形态。

熟悉：异常红细胞形态；骨髓红系、髓系和巨核系不同阶段细胞发育的形态特点。

了解：急性淋巴细胞白血病 L1、L2、L3 的细胞形态特点；急性非淋巴细胞白血病 M1 ~ M7 的细胞形态特点。

（2）基本要求

学习病种及例数

标本与病种	最低例数	标本与病种	最低例数
血涂片		骨髓涂片	
正常血细胞形态	1	正常骨髓血细胞形态	1
缺铁性贫血	1	急性淋巴细胞白血病	1
球形红细胞增多症	1	急性非淋巴细胞白血病	1
地中海贫血	1		
异常红细胞形态	1		

（十五）外语、科研、教学等能力的要求

外语：熟悉各专业疾病的常见外语词汇，每小时能笔译外文专业书刊 2500 个印刷符号以上。

科研：阅读专业杂志，定期参加专业学术活动。结合病历，在上级医师指导下，3 年内完成译文、病例报告、综述各 1 篇。

教学：指导实习医师，协助主治医师工作。

四、推荐阅读书刊

1. 胡亚美，江载芳. 诸福棠实用儿科学. 第 7 版. 北京：人民卫生出版社，2005

2. 沈晓明，王卫平. 儿科学. 第 7 版. 北京：人民卫生出版社，2010

3. Behrman，Kliegman，Jenson，等. Nelson Textbook of Pediatrics. 第 17 版. 北京：北京大学医学出版社，2007.

4.《中华儿科杂志》.（ISSN 0578-1310）

5.《临床儿科杂志》.（ISSN 1000-3606）

6.《实用儿科临床杂志》.（ISSN 1003-515X）

7.《中国实用儿科杂志》.（ISSN 1005-2224）

8.《儿科学大查房》.（ISSN 2304-1277）

修　订：北京市住院医师规范化培训儿科专科委员会

审　定：北京市住院医师规范化培训工作指导委员会

急诊科培训细则

急诊医学是一门新兴的、多界面的临床医学专业学科，它与临床各专科既密切关联，又有自身独特的理论体系和特殊的临床医疗范畴。其服务于任何急性和急性创伤等病人，业务涉及院前急救、院内急诊（救）、危重症监护等。急诊医学的特点之一是高度时效性，即在有限临床资料的情况下，用最短的时间、最快捷有效的方法挽救病人的生命，稳定病情，减轻病人的痛苦。因此，从事急诊医学专业的医师需要掌握更加广泛的医学专业知识，学会应用各种紧急救援医疗技术和方法来挽救病人的生命。

一、培训目标

通过规范化培训，使住院医师打下扎实的急诊科临床工作基础，能够掌握正确的临床工作方法，准确采集病史、规范体格检查、正确书写病历，了解各轮转科室诊疗常规（包括诊疗技术）和临床路径；能以病人为中心，掌握急诊医师特殊的"四步"（判断、处理、诊断、治疗）临床思维模式，掌握急诊病人的病情分级、常见急症的鉴别诊断以及各种常用的急救技术和方法，对常见急症进行基本正确的独立判断和快速诊治，并能够基本具备独立诊治常见危重症病人的能力。培训结束时，住院医师应具有良好的职业道德和人际沟通能力，能独立从事急诊科临床工作。

二、培训方法

采用以急危重症出现概率较高的临床科室轮转为主，同时兼顾其他相关专科。轮转的同时进行理论授课、模拟培训和临床带教的培训方法，加深住院医师对医学知识的理解，促进各门类知识的关联和应用。理论课程的设定以及临床科室的轮转着重于急诊医学相关知识和学科，规范书写病历，认真填写《住院医师规范化培训登记手册》；参与见习/实习医生和住院医师的急诊科临床教学工作。

临床科室轮转总体安排为：急诊科［含急诊危重症监护室（EICU）］轮转时间为15个月，其他急诊医学相关学科轮转17个月，机动1个月。详细安排如下：

轮 转 科 室		时间（月）
急诊科（含 EICU 3~4 个月）		15
内科	心血管内科/心脏监护室（CCU）	2
	呼吸内科/呼吸监护室（RCU）	2
	神经内科	1
	其他（血液、内分泌、肾内、消化）	1
感染科		1

轮　转　科　室		时间（月）
麻醉科		1
综合重症监护室（ICU）		2
外科	普通外科	1
	急诊外科	3
影像科（以放射、心电图为主）		2
院前急救		1
机动（可选择妇产科、皮肤、儿科）		1
合　　计		33

注：急诊专科医师轮转33个月，其中必须确保急诊科15个月，院前急救1个月。

三、培训内容与要求

在各学科轮转中，要努力学习和掌握各学科的临床思维、工作方法，并学习与急诊医学密切相关的常见病症的诊疗技术；熟悉和了解各专科专用的医学理论和诊疗技术。

（一）急诊科（15个月）

1. 轮转目的

全面掌握急诊医学临床工作特点，学习"判断、处理、诊断、治疗"的临床思维模式。

掌握：心搏骤停、昏迷、各种大出血等危急情况的应急处理；发热、呼吸困难、胸痛、腹痛、晕厥、意识障碍等常见症状的鉴别诊断与急救处理；急性中毒，急性冠脉综合征、高血压急症与亚急症、严重心律失常、心力衰竭、主动脉夹层、脑血管意外、颅内高压症、呼吸衰竭、肺性脑病、ARDS、重症哮喘、急性肺栓塞、消化道大出血、肝性脑病、酮症酸中毒、高血糖高渗性状态和其他内分泌危象、肾衰竭、中暑、溺水、阴道大出血、急产、各种休克、各种创伤、急腹症等常见急症的诊断与急救处理；常见急症辅助检查的选择指征、结果判断及临床意义；常用急救药物的适应证、作用、副作用及使用方法；常用急救设备与诊疗技术（如心电图、心肺复苏术、气管插管术、呼吸机、电除颤与临时心脏起搏、洗胃术等）的操作、适应证和临床意义。

熟悉：各种感染性疾病的诊断与急救处理；急诊介入治疗。

了解：各种急救的最新技术与治疗方法。

2. 基本要求

（1）学习病种及例数

急诊科

病种	最低例数	病种	最低例数
急性中毒	8	心搏骤停	8
急性冠脉综合征	10	高血压急症与亚急症	8
严重心律失常	10	心力衰竭	10
主动脉夹层	2	脑血管意外	10
呼吸衰竭	10	肺性脑病	4
ARDS	8	重症哮喘	5
急性肺栓塞	5	消化道大出血	10
肝性脑病	3	酮症酸中毒	5
高血糖高渗性状态	2	肾衰竭	8
各种内分泌危象	5	中暑	3
急产	1	阴道大出血	1
各种创伤	10	各种休克	10
急腹症	8		

（2）临床操作技术及例数

操作技术名称	最低例数	操作技术名称	最低例数
心肺复苏术	5	中心静脉穿刺置管术（包括 PICC）	5
洗胃术	5	简易呼吸器使用	10
胸、腹腔穿刺术	10	呼吸机应用	15
胸腔闭式引流术（助手）	5	急诊静脉溶栓	5
腰椎穿刺术	2	气管内插管	5
三腔两囊管压迫止血术	2	经皮穿刺气道开放术（助手）	2
电除颤/复律	5		

3. 较高要求

在基本要求的基础上，还应学习以下疾病和技能。

（1）学习病种及例数

病种	最低例数	病种	最低例数
各种感染性疾病	20	肿瘤急症	10

（2）临床知识、技能及例数

操作技术名称	最低例数	操作技术名称	最低例数
急诊介入治疗术（见习）	5	颅内血肿穿刺引流术（助手）	2
床旁血液净化治疗（助手）	5		

（二）心血管内科/CCU（2个月）

1．轮转目的

掌握：心脏的电活动及心律失常；心肌收缩力的影响因素以及心肌血液供应特点；急性冠脉综合征、心力衰竭、原发性高血压、急性心肌炎等的病因、病理生理、临床表现、诊断与鉴别诊断及治疗；常用心血管药物的适应证和使用方法；心血管疾病常用诊疗技术，如心电图检查与诊断、药物抗栓与溶栓术、电除颤与电复律术、急诊经皮冠状动脉介入（PCI）的适应证与应用原则。

熟悉：感染性心内膜炎、心肌病、心脏瓣膜病、急性心包炎、先天性心脏病等的病因、临床表现、诊断及治疗；超声心动图、动态心电图，心包穿刺术、心脏起搏等的适应证及临床应用。

了解：继发性高血压、人工瓣膜和静脉药瘾者等导致心内膜炎、心脏神经症等的诊断与治疗；经食管心房调搏术、导管射频消融术的适应证及临床应用；主动脉内球囊反搏（IABP）。

2．基本要求

（1）学习病种及例数

病种	最低例数	病种	最低例数
急性心肌、心包炎	1	急性冠脉综合征	10
心律失常	5	原发性高血压	5
心力衰竭	5		

（2）临床操作技术及例数

操作技术名称	最低例数	操作技术名称	最低例数
心电图检查	20	电除颤及电复律（参与）	2

3．较高要求

在基本要求的基础上，还应学习以下疾病和技能。

（1）学习病种及例数

病种	最低例数	病种	最低例数
心脏瓣膜病	2	感染性心内膜炎	1
继发性高血压	2	先天性心脏病	1

（2）临床知识、技能及例数

操作技术名称	最低例数	操作技术名称	最低例数
心包穿刺术（助手）	1	导管射频消融治疗术（见习）	2
冠状动脉造影术或心脏介入治疗（见习）	3	经食管心房调搏术（见习）	1
临时或永久心脏起搏器植入（见习）	1		

（三）呼吸内科/RCU（2 个月）

1. 轮转目的

掌握：呼吸系统常见病症〔包括：呼吸困难、咯血、支气管哮喘、急性肺炎、支气管扩张、慢性阻塞性肺病（COPD）/肺源性心脏病、气胸、胸膜炎/胸腔积液、急性呼吸窘迫综合征（ARDS）、呼吸衰竭、肺血栓栓塞症等〕的病因、病理生理、临床表现、诊断与鉴别诊断及治疗；氧气治疗的方式、方法及各种临床选择；动脉血液气体分析、常见肺部疾病 X 线胸片的诊断；无创呼吸机的使用。

熟悉：卡氏肺孢子菌肺炎、肺癌、睡眠呼吸暂停综合征等非常见疾病的临床表现、诊断与治疗；肺功能检查常见参数的临床意义。

了解：支气管镜检查、支气管肺泡灌洗和经皮肺穿刺的适应证和禁忌证；输血指征；肺部 CT 阅片。

2. 基本要求

（1）学习病种及例数

病种	最低例数	病种	最低例数
急性气管支气管炎	2	支气管哮喘	2
支气管扩张	2	急性肺炎	3
慢性阻塞性肺病（COPD）/肺源性心脏病	5	呼吸衰竭	3
胸膜炎/胸腔积液	1	肺血栓栓塞症	2

（2）临床操作技术及例数

操作技术名称	最低例数	操作技术名称	最低例数
动脉采血	5	胸腔穿刺（抽气、抽胸水）	2
无创机械通气	2		

3．较高要求

在基本要求的基础上，还应学习以下疾病和技能。

（1）学习病种及例数

病种	最低例数	病种	最低例数
肺脓肿	1	卡氏肺孢子菌肺炎	1
肺部肿瘤	2	间质性肺疾病	2
睡眠呼吸暂停综合征	1		

（2）临床知识、技能

操作技术名称	最低例数	操作技术名称	最低例数
支气管镜检查（见习）	2	肺功能检查（见习）	2
支气管肺泡灌洗（见习）	2		

（四）神经内科（1个月）

1．轮转目的

掌握：神经系统查体及神经定位体征的判断；头痛、昏迷、晕厥、眩晕等神经系统症状的鉴别诊断；急性脑卒中、颅内高压症、癫痫、重症肌无力、中枢神经系统感染等的病因、病理生理、临床表现、诊断与鉴别诊断及治疗；脑脊髓液检查和神经系统影像学（如CT）的诊断；腰椎穿刺术。

熟悉：多发性神经根炎、颅神经异常、脱髓鞘疾病等病因、临床表现、诊断与治疗；闭塞性脑血管病的溶栓适应证和注意事项；MRI、TCD 的临床应用及结果分析。

了解：脑部肿瘤的诊断与治疗；脑血管病的介入治疗。

2．基本要求

（1）学习病种及例数

病种	最低例数	病种	最低例数
急性脑卒中	8	颅内高压症	2
中枢神经系统感染	1	重症肌无力	1
癫痫	1		

（2）临床操作技术及例数

操作技术名称	最低例数	操作技术名称	最低例数
系统的神经学物理检查（神经病变的定位）	10	腰椎穿刺术	2

3．较高要求

在基本要求的基础上，还应学习以下疾病和技能。

（1）学习病种及例数

病种	最低例数	病种	最低例数
多发性神经根炎	1	颅神经异常	1
脱髓鞘疾病	1	脑部肿瘤	1

（2）临床知识、技能及例数

操作技术名称	最低例数	操作技术名称	最低例数
介入治疗（见习）	2	溶栓治疗术（见习）	2

（五）其他内科（消化、血液、内分泌、肾内任选一个科室，1 个月）

1．轮转目的

掌握：相应专科的学科特点；相应疾病如消化道出血、肝性脑病、急性胰腺炎、弥散性血管内凝血（DIC）、出血性疾病、糖尿病、甲状腺危象、肾衰竭等的病因、病理生理、临床表现、诊断与鉴别诊断及治疗；腹腔穿刺术、三腔两囊管置管术、骨髓穿刺术的适应证、禁忌证和操作方法。

熟悉：消化性溃疡、感染性腹泻、肝硬化、贫血、尿路感染、系统性红斑狼疮、内分泌腺瘤、脾功能亢进、血小板减少性紫癜等的临床表现、诊断与治疗；胃镜、肝穿刺活检的适应证、禁忌证和并发症。

了解：白血病、再生障碍性贫血、肾小球肾炎、相关系统肿瘤、痛风的诊断与治疗原则；血液系统疾病的骨髓象，各种出凝血功能实验室检查的原理和方法；内分泌试验标本的留取要求。

2．基本要求

（1）学习病种及例数

病种	最低例数	病种	最低例数
消化道出血	4	肝硬化与肝性脑病	2
急性胰腺炎	2	贫血	5
出血性疾病	6	肾衰竭	5
甲状腺疾病	2	糖尿病急症（包括酮症酸中毒和高血糖高渗性状态）	4
弥散性血管内凝血（DIC）	1		

（2）临床操作技术及例数

腹腔穿刺术、骨髓穿刺术至少各2例。

3．较高要求

在基本要求的基础上，还应学习以下疾病和技能。

（1）学习病种及例数

病种	最低例数	病种	最低例数
消化性溃疡	2	感染性腹泻	2
肾小球肾炎	1	尿路感染	2
血小板减少性紫癜	1	白血病	1
脾功能亢进	1	内分泌腺瘤	1

（2）临床知识、技能及例数

见习：胃镜检查术至少2例，肝穿刺活检术至少1例。

（六）感染科（1个月）

1．轮转目的

掌握：传染病隔离法及疫情报告制度；常见传染病的传播途径、发病规律；预防疾病传播（包括医务人员自身防护）的理论基础和有效措施；病毒性肝炎、流行性出血热（肾病综合征出血热）的病原学、临床表现、诊断与鉴别诊断及治疗；伤寒、菌痢和感染性腹泻等肠道传染病传播途径的共同性、诊断依据、鉴别诊断及治疗；原因不明发热的诊断与鉴别诊断。

熟悉与了解：艾滋病的临床表现、诊断及治疗。

2．基本要求

（1）学习病种及例数

病种	最低例数	病种	最低例数
急性、慢性重型肝炎、肝性脑病	5	流行性出血热	1
麻疹	1	其他病毒性脑炎	1
细菌性痢疾及其他感染性腹泻	3	流行性脑脊髓膜炎	1
流行性乙型脑炎	1		

＊季节性疾病如见不到实际病例，应以讲课的形式予以弥补。

（2）临床操作技术

正确穿脱隔离衣。

（七）麻醉科（1个月）

1．轮转目的

掌握：气管插管技术、气管插管术难易程度的判断及快速气管插管操作方法；各种麻醉方式的适应证。

熟悉：常用镇静镇痛药、肌肉松弛药的适应证、药物选择和使用方法；麻醉意外的紧急处理。

了解：全身麻醉、椎管内麻醉的适应证和并发症。

2．基本要求

（1）学习病种及例数

麻醉实施与管理	最低例数	麻醉实施与管理	最低例数
全身麻醉的管理	6	局部浸润麻醉的管理	2
椎管内麻醉的管理	6		

（2）临床操作技术及例数

操作技术名称	最低例数	操作技术名称	最低例数
动静脉置管术	3	手法人工通气（利用麻醉机）	5
周围神经阻滞术	2	囊-瓣-罩呼吸装置	5
托颌法（开放气道）	10	快速诱导气管内插管术	10

3. 较高要求

在基本要求的基础上还应学习以下疾病和技能。

（1）学习病种及例数

麻醉实施与管理	最低例数	麻醉实施与管理	最低例数
全身麻醉	2	臂丛神经阻滞	2
椎管内麻醉	2		

（2）临床操作技术及例数

操作技术名称	最低例数	操作技术名称	最低例数
机械通气（麻醉呼吸机）	5	经皮中心静脉穿刺置管	2
控制性低血压	2		

（八）综合 ICU（2 个月）

1. 轮转目的

掌握：心搏骤停、呼吸骤停、休克、急性器官衰竭、多器官功能障碍综合征、严重体液内环境紊乱等危重病症的病因、病理生理、临床表现、诊断与鉴别诊断及治疗；常见生命支持技术：包括循环监测、呼吸功能监测、液体复苏、人工呼吸支持等；各种监护和生命支持仪器和抢救设备（如除颤机、呼吸机）的操作和应用；常见监测技术（如体温、动脉血氧饱和度、呼气末二氧化碳分压、心电、血压、血气分析等）操作和应用。

熟悉：血液净化技术、操作方法和心排血量监测；脉搏指示连续心排量监测（PICCO）技术的应用；床旁超声技术；人工亚低温的适应证和实施；危重病人营养支持；各种床旁快速检测（POCT）的临床应用。

了解：ECMO 的适应证及操作方法。

2. 基本要求：

（1）学习病种及例数

病种	最低例数	病种	最低例数
急性心功能不全（包括左心功能不全和右心功能不全）	5	急性呼吸窘迫综合征（ARDS）及急性呼吸衰竭	6
上消化道大出血	3	DIC	2
多器官功能障碍综合征	3	休克	5
		心搏骤停/呼吸骤停	2

（2）临床操作技术及例数

操作技术名称	最低例数	操作技术名称	最低例数
监护仪使用	30	动脉采血	10
经皮中心静脉置管术	5	呼吸机使用	10
经皮外周动脉穿刺置管术	5	电除颤与复律	2

3. 较高要求

在基本要求的基础上，还应学习以下疾病和技能。

（1）学习病种及例数

病种	最低例数	病种	最低例数
心搏骤停后综合征	3	多器官功能障碍综合征	2

（2）临床知识、技能及例数

操作技术名称	最低例数	操作技术名称	最低例数
血液净化技术	2	PICCO 监测技术	1
人工亚低温	1	急诊超声	2
临时心脏起搏	1		

（九）普通外科（1 个月）

1. 轮转目的

掌握：常见腹部创伤、急腹症（如急性阑尾炎、胃肠穿孔、肠梗阻、急性重症胰腺炎、急性梗阻型化脓性胆管炎、腹膜炎）、消化道出血等的病因、临床表现、诊断与鉴别诊断及手术适应证；外科基本操作（如切开、止血、结扎、清创缝合）；烧伤面积的估算及深度评估和紧急处理；无菌术；伤口换药；导尿术；诊断性腹腔穿刺术等临床操作技术。

熟悉：急性胆囊炎、胆石症、尿石症等疾病的诊断与外科处理原则；腹部影像学（如X 线平片、B 超、CT 等）检查结果的判读和分析。

了解：腹部肿瘤的诊断与处理原则。

2. 基本要求

（1）学习病种及例数

病种	最低例数	病种	最低例数
腹部创伤	3	烧伤	1
急性阑尾炎	5	腹股沟疝	1
急性胆囊炎	2	急性肠梗阻	2
胃肠穿孔	1	急性胰腺炎	2
急性梗阻型化脓性胆管炎	2	急性腹膜炎	2
上消化道大出血	2		

（2）临床操作技术及例数

操作技术名称	最低例数	操作技术名称	最低例数
阑尾切除术（助手）	5	导尿术	10
腹股沟疝修补术（助手）	2	剖腹探查术（助手）	2
诊断性腹腔穿刺术	3	胃肠穿孔修补术（助手）	3

3. 较高要求

在基本要求的基础上，还应学习以下疾病和技能。

（1）学习病种及例数

病种	最低例数	病种	最低例数
胆石症	2	缺血性肠病	2
腹部肿瘤	4		

（2）临床知识、技能及例数

操作技术名称	最低例数	操作技术名称	最低例数
胆囊切除术（助手）	2	肝脾破裂剖腹探查术（助手）	3
胆总管探查术（助手）	2		

（十）急诊外科（3 个月）

1. 轮转目的

掌握：常见闭合性和开放性损伤（如颅脑、脊柱、四肢、胸部）的病理生理、临床表现、诊断及处理；创伤严重度的评估；急腹症鉴别诊断；现场急救技术；各科检查方法和影像学诊断方法；清创缝合术。

　　熟悉：严重多发伤、复合伤的诊断与处理；MRI 及 CT 等影像学资料的判断和分析。

　　了解：开胸心脏复苏术。

　　2．基本要求

　　（1）学习病种及例数（根据所轮转科室确定）：

病种	最低例数	病种	最低例数
颅脑损伤	4	胸部损伤	4
四肢骨折	5	关节脱位	2
骨盆骨折	2	脊柱损伤	2
泌尿系统损伤	2	颌面部损伤	2
急腹症	10		

　　（2）临床操作技术及例数

操作技术名称	最低例数	操作技术名称	最低例数
创伤严重度评估 （创伤评分、格拉斯哥评分等）	6	关节脱位的手法复位术	5
清创缝合术	5	颈椎脊柱固定术	4
四肢骨折复位与固定术（助手）	10		

　　3．较高标准

　　在基本要求的基础上，还应学习以下疾病和技能。

　　（1）学习病种及例数

病种	最低例数	病种	最低例数
严重多发伤	2	严重复合伤	2
创伤性休克	3		

　　（2）临床知识、技能及例数

　　担任闭式引流术助手，2 例以上。

　　（十一）影像科（放射、ECG）（2 个月）

　　熟悉常用影像学检查方法的适应证、禁忌证和注意事项；胸腹部 X 线片及 CT 片和头颅 CT 的判读和分析。

　　识别常见异常心电图。

（十二）院前急救（1 个月）

掌握：止血、包扎、固定、搬运。

熟悉：现场病情的评估和处置；院前急救相关技术。

了解：院前急救流程。

（十三）妇产科急诊（1 个月）（自选）

1. 轮转目的

主要学习急腹症的鉴别诊断。

掌握：妊娠相关急危重症，包括：异位妊娠、妊娠高血压综合征、产前产后大出血、羊水栓塞等的病因、病理生理、临床表现、诊断、急诊处理原则及治疗；正常分娩的处理；卵巢肿瘤蒂扭转的判断和急诊处理；常用妇科物理检查术、经阴道后穹隆穿刺术的适应证与操作方法；产科常用器具的使用方法。

熟悉：妊娠生理、妊娠诊断、正常分娩的知识；自然流产、早产、盆腔炎、外阴炎、宫颈炎的临床表现、诊断及治疗；阴道流血的鉴别诊断及处理原则；经腹壁羊膜穿刺术的适应证与操作方法；影像学资料的诊断；妊娠和哺乳期间的用药注意事项。

了解：妇科常见肿瘤的诊断与治疗原则；辅助生殖技术、刮宫术、妇产科内镜检查术等的适应证。

2. 基本要求

（1）学习病种及例数

病种	最低例数	病种	最低例数
正常分娩	5	异位妊娠	2
产前出血	2	产后大出血	2
妊娠高血压综合征	5	先兆子痫	1
羊水栓塞	1		

（2）临床操作技术及例数

操作技术名称	最低例数	操作技术名称	最低例数
胎位检查四步触诊	5	Apgar 评分	5
骨盆测量	5	双合诊	5
产程观察	5	阴道窥器检查法	5
胎心听诊	10	经阴道后穹隆穿刺术	2
顺产接生	4	新生儿复苏术	2
会阴侧切与缝合术（见习）	2		

3．较高要求

在基本要求的基础上，还应学习以下疾病和技能。

（1）学习病种及例数

病种	最低例数	病种	最低例数
自然流产、早产	2	盆腔炎	4
外阴炎	2	宫颈炎	4
妇科常见肿瘤	5		

（2）临床知识、技能及例数

操作技术名称	最低例数	操作技术名称	最低例数
宫内节育器放置术（见习）	2	刮宫术（见习）	2
负压吸引流产术（见习）	2	内镜检查术（见习）	1

（十四）儿科（自选）

1．轮转目的

掌握：高热、惊厥、中毒性细菌性痢疾、急性支气管炎/气管肺炎、肺炎、肠套叠、小儿腹泻、脑膜炎（细菌性、病毒性）、急性心力衰竭等常见疾病和症状的病因、病理生理、临床表现、诊断与鉴别诊断及治疗；气道异物的判断与处理方法；小儿心肺复苏术；系统物理检查术。

熟悉：流行性腮腺炎、寄生虫病、急性肾小球肾炎、肾病综合征、新生儿低钙血症、贫血等的临床表现、诊断与治疗；小儿体液疗法、外周静脉穿刺术、腰椎穿刺术、鼻胃管置入术等；常用药物的使用方法。

了解：新生儿黄疸、新生儿呼吸窘迫综合征、新生儿感染性疾病、先天性心脏病、溶血性疾病、性早熟等的诊断与治疗；儿科学最新的医疗技术与方法。

2．基本要求

（1）学习病种及例数

病种	最低例数	病种	最低例数
惊厥	2	中毒性细菌性痢疾	1
急性支气管炎/气管肺炎	5	肺炎	2
肠套叠	1	小儿腹泻	5
脑膜炎（细菌性、病毒性）	2	急性心力衰竭	2

（2）临床操作技术及例数

操作技术名称	最低例数	操作技术名称	最低例数
小儿系统物理检查	5	小儿体液疗法的实施	10
新生儿心肺复苏术	2		

3．较高要求

在基本要求的基础上，还应学习以下疾病和技能。

（1）学习病种及例数

病种	最低例数	病种	最低例数
流行性腮腺炎	2	寄生虫病	2
急性肾小球肾炎	2	肾病综合征	2
新生儿低钙血症	2	腹股沟疝	2
贫血	2		

（2）临床知识、技能及例数

操作技术名称	最低例数	操作技术名称	最低例数
外周静脉穿刺	5	鼻胃管置入术	2
腰椎穿刺术（见习）	2		

（十五）皮肤科门诊（自选）

1．轮转目的

掌握：常见细菌性、病毒性、真菌性、过敏性皮肤病的病因、临床表现、诊断与鉴别诊断及治疗；皮疹的鉴别诊断；重症皮炎（剥脱性皮炎）的急救处理；皮肤划痕试验、皮内试验；常用药物疗法、冷冻疗法、激光疗法、红外线疗法等适应证与应用。

熟悉：性接触性疾病（如梅毒、淋病、尖锐湿疣等）、物理性皮肤病（如痱子、冻疮、鸡眼、日光性皮炎，多形红斑等）的临床表现、诊断与治疗；常用药物的选择和使用方法；免疫疗法、放射疗法的适应证。

了解：皮肤炭疽、皮肤肿瘤的临床表现；常见皮肤疾病的诊疗进展。

2．基本要求

（1）学习病种及例数

病种	最低例数	病种	最低例数
脓疱疮	2	丹毒	2
淋病	2	单纯疱疹	2
带状疱疹	5	荨麻疹	5
湿疹	5	接触性皮炎	5
剥脱性皮炎	1	多形性红斑	2
日光性皮炎	4	冻疮	2
鸡眼	2	各种癣	10

（2）临床操作技术及例数

操作技术名称	最低例数	操作技术名称	最低例数
皮肤划痕试验	5	激光疗法	2
皮内试验	2	红外线疗法	2
冷冻疗法	5		

3．较高要求

在基本要求的基础上，还应学习以下疾病和技能。

（1）学习病种及例数

病种	最低例数	病种	最低例数
梅毒	2	尖锐湿疣	5
药物性皮炎	1	皮肤肿瘤	2

（2）临床知识、技能及例数

操作技术名称	最低例数	操作技术名称	最低例数
外用药疗法	5	放射疗法	1
免疫疗法	2		

（十六）外语、教学、科研等能力的要求

临床医学相关能力培养内容	最低数量
专业外语文献读书报告或笔记	1 篇/轮转科室
协助临床教学（理论课、实习课）	2 次/轮转科室
参与临床科研活动	1 次/轮转科室

四、推荐阅读书刊

1. 沈洪. 急诊医学. 北京：人民卫生出版社. 2008
2. 于学忠. 急诊疾病临床常规教程. 北京：北京大学医学出版社. 2011
3. 李春盛. 急诊医学. 北京：高等教育出版社. 2011
4. 中华医学会. 临床诊疗指南——急诊医学分册. 北京：人民卫生出版社. 2009
5. 中国医师协会. 国家执业医师、护师"三基"训练丛书——临床医师分册、医学检验和医学影像分册. 北京，人民军医出版社. 2009

修　订：北京市住院医师规范化培训急诊科专科委员会
审　定：北京市住院医师规范化培训工作指导委员会

急诊科

神经内科培训细则

神经内科学是针对中枢神经系统、周围神经系统和骨骼肌疾病发病机制、临床表现、诊断与鉴别诊断、治疗及预防为主要内容的临床二级学科。神经内科的疾病具有临床表现多样、病情复杂和预后不佳等特点，且特殊辅助检查的专业性极强。因此，神经内科医师必须具备扎实的理论基础和较强的临床实践能力。

一、培训目标

通过规范化培训，使住院医师打下扎实的神经内科临床工作基础，能够掌握正确的临床工作方法，准确采集病史、规范体格检查、正确书写病历，了解各轮转科室诊疗常规（包括诊疗技术）和临床路径，基本掌握神经内科门、急诊常见疾病的诊断和处理，正确诊治神经内科常见病和急症。培训结束时，住院医师能够具有良好的职业道德和人际沟通能力，能独立从事神经内科临床工作。

二、培训方法

采取在神经内科及其相关临床科室轮转的方式进行。轮转的临床科室及时间安排见下表：

轮转科室	时间（月）	轮转科室	时间（月）
神经内科	17	神经外科	2
神经内科 ICU 或急诊室	4	神经病理科	1
呼吸内科	2	神经电生理室	2
心血管内科	3	医学影像科	1
内分泌科	1	精神科（有条件者可轮转）	1

注：如轮转精神科 1 个月，则神经外科仅轮转 1 个月。

通过管理病人、参加门急诊工作、疑难病历教学病历讨论和各种教学活动，完成规定的病种和基本技能操作数量，学习神经内科的专业理论知识。住院医师要认真填写《住院医师规范化培训登记手册》，规范书写病历，并参与见习/实习医生和住院医师的神经内科临床教学工作。

三、培训内容与要求

（一）理论培训内容和学时

培训内容	最低学时
神经病学	120
内科学	60
医学影像学（包括 CT、MRI、DSA、PET、TCD、血管彩超等）	40
神经电生理学（包括肌电图、脑电图、诱发电位）	20
神经病理学	20
病例讨论	40 次

注：理论培训内容应为自学与授课两种形式相结合。

（二）临床科室轮转

1. 神经内科（17 个月）

（1）轮转目的

掌握：神经内科常见疾病的发病机制、临床表现、诊断（定位、定性）与鉴别诊断，以及治疗原则；能进行正规、系统的神经系统检查；腰穿适应证、禁忌证及正确操作步骤；能识别正常头部 CT、MRI 神经影像学定位，辨别脑血管病影像学改变。

（2）基本要求

1）学习病种及例数

病种	最低例数	病种	最低例数
脑梗死	30	脑出血	15
蛛网膜下腔出血	5	病毒性脑炎	10
脑膜炎	10	癫痫	10
偏头痛	3	帕金森病	6
多发性硬化	3	吉兰-巴雷综合征	5
单发或多发性神经病	5	重症肌无力	3
痴呆	3	脊髓疾病	5
周期性麻痹	2	静脉窦血栓形成	5

2）基本技能及例数

操作技术名称	最低例次	操作技术名称	最低例次
规范完整神经系统体格检查与定位	60	腰穿	15
肌电图阅读	20	脑电图阅读	20
头颅和脊柱 CT 阅片	80	头颅和脊柱 MRI 阅片	80
脑血管造影阅片	10	经颅多普勒超声	20

（3）较高要求

掌握神经系统炎性疾患、神经退行性疾患的发病机制、临床表现、诊断与鉴别诊断、治疗原则以及影像学表现；掌握经颅多普勒超声检查的临床意义，熟悉脑炎、癫痫等常见神经系统疾病脑电图表现。

1）学习病种及例数

病种	最低例数	病种	最低例数
阿尔茨海默病	3	运动神经元病	3
多系统萎缩	3	脑寄生虫病	3
多发性肌炎	3	视神经脊髓炎	3
代谢性脑病	3	线粒体脑肌病	3
可逆性后部白质脑病	2	进行性肌营养不良	2

2）外语、教学、科研等能力

能阅读专业英文文献和进行简单的医学英语对话；能对实习和见习医师进行专业理论指导；在上级医师指导下可从事一定的教学、科研工作。

2．神经内科 ICU 或急诊室（4 个月）

（1）轮转目的

掌握：神经内科 ICU 或急诊室常见疾病的诊疗规程；着重多脏器衰竭、癫痫持续状态、颅内高压及脑疝、重症肌无力危象的诊断与急救。

了解：抗感染药物的合理应用。

（2）基本要求

1）学习病种及例数

病种	最低例数	病种	最低例数
颅内高压及脑疝	5	癫痫持续状态	5
多器官功能障碍综合征	5	呼吸衰竭	5
重症肌无力危象	1	重症感染	5

2）基本技能

熟练进行心肺复苏和气管插管的操作，并掌握呼吸机正确使用方法。

3．心血管内科（3 个月）

（1）轮转目的

掌握：心血管系统常见疾病诊断与鉴别诊断及处理；急性心肌梗死诊断和处理；高血压病及抗心律失常的用药原则；心力衰竭的诊断和治疗。

熟悉：心血管系统疾病的异常体征及心电图结果分析。

（2）基本要求

1）学习病种及例数

病种	最低例数	病种	最低例数
心肌梗死	10	心力衰竭	10
心律失常	10	高血压病	15
风湿性心脏病	1		

2）基本技能及例数

操作技术名称	最低例次	操作技术名称	最低例数
心电图操作	30	24 小时动态心电图监测	10
心脏电复律	2	24 小时动态血压监测	10

4．呼吸内科（2 个月）

（1）轮转目的

掌握：呼吸系统常见疾病诊断与鉴别诊断及治疗；正确解读血气分析、痰培养等检查结果。

熟悉：常见呼吸系统疾病的影像学改变；抗生素的应用。

（2）基本要求

1）学习病种及例数

病种	最低例数	病种	最低例数
上呼吸道感染	10	肺炎	10
急性或慢性支气管炎	5	慢性阻塞性肺疾病	5
呼吸衰竭	5		

2）基本技能及例数

操作技术名称	最低例次	操作技术名称	最低例数
吸痰术	10	胸腔穿刺术	2
肺部 X 线阅片	20	肺部 CT 阅片	20
呼吸机操作	5		

5．内分泌科（1个月）

（1）轮转目的

掌握：糖尿病治疗用药原则和胰岛素使用方法；重点掌握糖尿病酮症酸中毒诊断及处理原则。

了解：糖尿病饮食疗法，熟悉食物热量计算及快速血糖测定方法。

（2）基本要求

1）学习病种及例数

病种	最低例数	病种	最低例数
糖尿病	10	糖尿病酮症酸中毒或高渗性昏迷	2
甲状腺功能亢进症	2	非酮症糖尿病昏迷	

2）基本技能及例数

操作技术名称	最低例次	操作技术名称	最低例次
快速血糖测定	10	糖耐量试验	5

6．神经外科（2个月）

（1）轮转目的

了解：神经外科常见疾病临床表现、诊断与鉴别诊断及治疗原则。

（2）基本要求

学习病种及例数

病种	最低例数	病种	最低例数
颅脑外伤	5	动脉瘤	2
胶质瘤	3	脑膜瘤	2
脑脓肿	1	垂体瘤	1
脊髓肿瘤	1	脑血管畸形	1

7．医学影像科（1个月）

（1）轮转目的

掌握：系统、正规的 CT、MRI 读片方法和神经系统常见疾病的神经影像学表现。

（2）基本要求

学习病种及例数

病种	最低例数	病种	最低例数
脑梗死	20	脑出血	20
蛛网膜下腔出血	10	颅内及椎管内肿瘤	15
脑炎	10	脑血管畸形	10
多发性硬化	5	脑膜炎	5
其他中枢系统脱髓鞘病	5	椎间盘突出	5
脑寄生虫病	3	颅脑、脊柱外伤	3
脊髓空洞症	3	寰椎枕化	2

8．神经电生理室（2个月）

（1）轮转目的

掌握：神经电生理检查方法的适应证及注意事项。

熟悉：神经电生理检查结果的临床意义。

（2）基本要求

学习种类和例数

名称	最低例数	名称	最低例数
脑电图阅读	30	肌电图阅读	30
诱发电位	20		

9．神经病理科（1个月）

（1）轮转目的

掌握：周围神经、肌肉活检的适应证。

了解：常见周围神经系统和肌肉病的主要病理学表现。

（2）基本要求

学习种类及例数

名称	最低例次	名称	最低例次
神经活检	3	肌肉活检	3

（三）教学、科研能力培训

三年内应参加一定的临床教学、科研工作：参与临床病例讨论不少于 40 次，参加市级以上专业学术会议 2 次以上，写出具有一定水平的文献综述或读书报告 1 篇。

四、推荐阅读书刊

1. 王拥军. 神经病学. 第 2 版. 北京：北京大学医学出版社，2009
2. 王拥军. 神经病学（神经内科专科医师培训用书）. 北京：科学出版社，2009
3. 王拥军. 神经内科专科医师考核辅导（神经病学配套用书）. 北京：北京大学医学出版社，2009
4. 贾建平. 神经内科疾病临床诊疗规范教程（中国临床新难诊疗技术规范教程）. 北京：北京大学医学出版社，最新版
5. Lewis P Rowland, Timothy A Pedley. Merritt's neurology. Lippincott Williams & Wilkins USA，最新版
6. Allan H. Ropper, Martin A. Samuels. Adams & Victor's Principles of Neurology. McGraw-Hill Colmbus USA，最新版
7. 中国医师协会. 全国专科医师培训规划教材–神经病学. 北京：人民卫生出版社，最新版
8. 中国医师协会. 国家执业医师、护师"三基"训练丛书——临床医师分册、医学检验和医学影像分册. 北京：人民军医出版社，最新版

修　订：北京市住院医师规范化培训神经内科专科委员会

审　定：北京市住院医师规范化培训工作指导委员会

皮肤科培训细则

皮肤性病学是一门内容涉及广泛的临床学科。专业内容包括皮肤病、性病、麻风病、皮肤外科、皮肤美容等。其密切相关的基础学科，如病理学、免疫学、遗传学、医学微生物学及分子生物学等发展迅速，对皮肤科医师提出了越来越高的要求。皮肤科与其他临床各学科既有密切联系，又有自身特点。如系统性红斑狼疮既可以有皮肤表现，又常伴有多脏器、多系统受累；性病的诊治则要求临床医师还要掌握一定的妇科与泌尿外科的专业知识。

一、培训目标

通过三年的规范化培训，使住院医师打下扎实的皮肤性病科临床工作基础。能够掌握正确的临床工作方法，准确采集病史、规范体格检查、正确描述皮肤损害，规范书写病历，熟悉各轮转科室诊疗常规（包括诊疗技术）和临床路径，基本掌握门、急诊常见疾病的诊断和处理。能够独立和基本正确地对皮肤性病科常见疾病进行诊断和处理。培训结束时，住院医师能够具有良好的职业道德和人际沟通能力，具有独立从事皮肤性病科临床工作的能力。

二、培训方法

采取在皮肤性病科及其他相关科室轮转的形式进行。通过管理病人，参加门、急诊和病房工作，学习皮肤科的专业知识，完成规定数量的病种和基本技能操作。培训分三个时段完成：

（一）第一时段（综合临床能力培训）

在与皮肤性病学相关的临床科室轮转，总轮转时间为11个月。要求在风湿免疫科、急诊科各轮转2个月；心血管内科、呼吸内科各轮转1个月；其他科室如血液科、肾脏内科、消化内科、内分泌科、普通外科、泌尿外科、整形外科、妇科等选择五个科室各轮转1个月。

第一时段的轮转科室安排可根据培训基地的具体情况而定。若为皮肤病专科医院，应在具有住院医师培训资格的大型综合医院中进行。

（二）第二时段（皮肤病与性病知识基础培训）

1. 专业理论

巩固在校期间已学过的理论基础，认真参加科内组织的业务学习与讲座。

2. 临床技能

在皮肤病与性病的病房、门诊、临检实验室及急诊轮转，培训皮肤性病专业临床医疗基本技能和知识，包括病史采集、体格检查、皮肤基本损害的辨认与描述、病历书写及诊治规范等，为后期培养奠定基础。

（三）第三时段（皮肤病与性病知识加强培训）

1. 专业理论

进一步深入学习有关皮肤病和性病的基础理论和临床知识，参加科室组织的有关业务学习及专题讲座。

2. 临床技能

继续参加皮肤病与性病的门、急诊及病房工作。在此期间轮转治疗（室）及临床检验（室）各1个月，皮肤病理（室）2个月。

轮转科室及时间安排表如下：

阶　段	轮转科室	时间（月）
第一时段 （11个月）	必选轮转科室：	
	心血管内科	1
	呼吸内科	1
	风湿免疫科	2
	急诊科	2
	可选轮转科室（选择其中5个科室）	
	肾脏内科	1
	消化内科	1
	血液科	1
	内分泌科	1
	普通外科	1
	整形外科	1
	妇科门诊	1
	泌尿外科门诊	1
第二时段 （12个月）	皮肤性病科门诊	5
	皮肤性病（含真菌）临床检验实验室	1
	皮肤科病房	6
第三时段 （10个月）	皮肤性病科门诊	6
	皮肤病理室	2
	皮肤病治疗室（含光疗室）	1
	临床检验室	1
合　计		33

三、培训内容与要求

（一）第一时段（相关临床科室轮转，11 个月）

1. 轮转目的

掌握：常见内科疾病的诊断及治疗原则；内科常见急重症的抢救原则。

熟悉：与皮肤病与性病相关疾病（如系统性红斑狼疮、间质性肺炎、呼吸道感染、肾炎与慢性肾功能不全、肝功能异常、激素性消化道溃疡、淋巴瘤、糖尿病、甲状腺功能亢进等）的诊断与治疗常规；常见危重病人的抢救；阴道炎、尿道炎的诊断与治疗；前列腺检查及按摩术；创面处理与门诊小手术的操作。

2. 基本要求

（1）学习病种及例数

1）必选轮转科室

科　室	病　　　种	最低例数	科　室	病　　　种	最低例数
心血管内科（病房为主）	心功能不全	3	急诊科	呼吸、心搏骤停（心肺复苏）	5
	高血压	5		休克	5
	冠心病	3		中毒	3
	心肌病	1		急腹症	3
	心律失常	3		开放性损伤	4
	瓣膜病	1			
呼吸内科（病房为主）	上呼吸道感染及气管炎	5	风湿免疫科（病房为主）	类风湿性关节炎	3
	肺炎	3		强直性脊柱炎	3
	结缔组织病的肺病变	2		系统性红斑狼疮	5
	呼吸衰竭	2		成人 Still 病	2
	胸部肿瘤	2		干燥综合征	2

2）可选轮转科室

科室	病种	最低例数	科室	病种	最低例数
消化内科（病房为主）	胃炎/胃食管反流	5	内分泌科	糖尿病	5
	消化性溃疡病	3		甲状腺疾病	5
	炎症性肠病	2		肾上腺疾病	2
	消化道出血	3	泌尿外科（门诊为主）	男性泌尿生殖系感染	10
	肝炎及肝硬化	5		尿道狭窄	3
	胃肠道感染	3		前列腺肥大	3
肾脏内科（病房为主）	狼疮性肾炎	3		前列腺炎	3
	紫癜性肾炎	3	妇科（门诊为主）	念珠菌性阴道炎	5
	肾功能衰竭	2		滴虫性阴道炎	5
	肾小球肾炎	5		慢性宫颈炎症	10
	肾病综合征	2		外阴病	5
血液科（病房为主）	急、慢性白血病	5	普通外科	急腹症（诊断与鉴别诊断）	5
	淋巴瘤	3		参与手术	10
	贫血	3	整形外科	参与手术	3
	骨髓增生异常、多发性骨髓瘤	2			
	出血性疾病	5			

（2）临床技能

熟悉以上疾病的诊治常规；基本的穿刺技术、心肺复苏及基本的抢救技术；糖皮质激素和抗生素的使用原则。

了解常规诊治操作技术，如心电图机、呼吸机及心电监护机等的使用。

（二）第二时段1（皮肤性病科门诊，6个月）

1．轮转目的

掌握：皮肤病与性病检查的基本方法；基本皮肤损害的辨认和准确的描述；采用准确的专业术语书写完整的皮肤性病科门诊病历；皮肤性病科常见病的诊断和处理原则。

熟悉：常见皮肤病和性病的鉴别诊断及治疗方法；皮肤病与性病门诊常用治疗技术（包括液氮冷冻、钻孔法活检技术等）的原理、临床适应证和禁忌证；皮肤病与性病常用药物及外用制剂的使用原则。

了解：少见和危重疾病的临床诊治；激光技术在皮肤病与性病的主要适应证、禁忌证及基本操作技术；皮肤病急诊的诊断、治疗及抢救措施。

2. 基本要求

(1) 学习病种及例数

病种	最低例数	病种	最低例数
浅部真菌病	200	玫瑰糠疹	30
细菌性皮肤病：含脓疱疮、毛囊炎、丹毒	30	扁平苔藓	5
带状疱疹、单纯疱疹	30	毛发病：如雄激素性脱发、斑秃	80
发疹性病毒性皮肤病：如水痘、麻疹、手足口病等	5	痤疮及酒渣鼻	300
疣	30	红斑狼疮	20
疥疮及其他昆虫皮炎	20	色素性皮肤病：如白癜风、黄褐斑、色素痣	150
皮炎湿疹类皮肤病	400	遗传性皮肤病：如鱼鳞病、掌跖角化症、着色干皮病	20
皮肤瘙痒症	40	代谢性皮肤病：如痛风，黄色瘤等	10
药疹	30	物理性皮肤病：如日光性皮炎、冻疮、鸡眼等	20
荨麻疹	80	良性皮肤肿瘤：如汗管瘤、脂溢性角化症、皮肤纤维瘤、瘢痕疙瘩等	300
银屑病	60	恶性皮肤肿瘤：如基底细胞癌、鳞状细胞癌、蕈样肉芽肿等	20
多形红斑	30		

(2) 临床技能

正确采集病史；正确辨认和描述皮肤基本损害；规范书写门诊病历。

掌握皮肤病与性病检查的基本技能（如伍德灯检查、玻片压诊法、皮肤划痕试验等）。

门诊工作 3 个月后可以在二线医师的指导下，参加皮肤性病科急诊工作。

3. 较高要求

在基本要求的基础上，还应学习以下疾病和技能。

(1) 学习病种及例数

1）在二线医师的指导下，熟悉部分严重或少见皮肤病与性病的处理原则。

病　　种	最低例数
结缔组织病（如系统性红斑狼疮、皮肌炎、硬皮病等）	20
大疱性皮肤病（如天疱疮、大疱性类天疱疮等）	10
严重型银屑病（红皮病型、关节病型）	10

2）门诊工作3个月后，在二线医师的指导下，开始参加皮肤性病科急诊值班。

病种	最低例数	病种	最低例数
急性荨麻疹	20	虫咬皮炎	10
药物性皮炎	10	带状疱疹	10
接触性皮炎	10		

（2）临床知识、技能

常见皮肤病与性病的急诊及其处理；参加科室疑难病例讨论并报告病历、记录会诊意见；随诊患者并定期提交所观察到的患者病情变化供临床讨论。

（三）第二时段2（皮肤科病房，6个月）

1. 轮转目的

在上级医师指导下，通过临床实践进行基本功训练，要求做到住院病历的书写系统、完整、整洁，具有较强的科学性与逻辑性。能够对本科常见疾病的临床特点、诊断与鉴别诊断、治疗原则等做出初步准确的分析和判断，在病历书写中有所体现。基本掌握皮肤病与性病常见住院病种及病例的诊断和治疗原则。

2. 基本要求

（1）学习病种及例数

病种	最低例数	病种	最低例数
皮炎湿疹类疾病	10	药疹	10
带状疱疹	10	红皮病	3
天疱疮或大疱性类天疱疮	5	细菌感染性皮肤病	5
银屑病（含寻常型、红皮病型、脓疱型及关节型）	10	皮肤血管炎（如结节性红斑、硬红斑、过敏性紫癜）	5

（2）临床技能

书写完整住院病历不少于30份；承担住院病人的诊治不少于30例。

3. 较高要求

在基本要求的基础上，还应学习以下疾病和技能。

（1）学习病种及例数

病　　种	最低例数
结缔组织病（如红斑狼疮、硬皮病、皮肌炎等）	8
特殊类型银屑病（如脓疱型、关节病型、红皮病型银屑病）	5
重症药疹（如重症多型红斑型药疹、TEN 等）	4
皮肤肿瘤（如蕈样肉芽肿、淋巴瘤）	2

（2）临床技能

掌握皮肤病治疗的换药技术，尤其是创面的大换药技术。

在上级医师的指导下，学习遵循循证医学原则，为患者提供合理有效的检查和治疗方案。

参加科室疑难病例讨论并汇报患者病历、记录会诊意见，按要求进行合理的检查和治疗，并定期随访患者。

（3）医德与患者沟通能力

在培训中，树立起高尚的医德，培养良好的医患沟通能力，掌握对病人进行健康教育的技能，主动进行皮肤病与性病防治的宣传教育和咨询。

（四）第三时段 1（皮肤性病科门诊，6 个月）

1. 轮转目的

进一步掌握好前两年学习的内容，能熟练正确地诊治本科常见病及多发病。在此基础上，担任急诊值班；参加皮肤病与性病的疑难病例讨论。对重危或疑难病例能独立作出基本准确的分析和判断，并提出初步诊断与处理意见。

2. 基本要求

（1）学习病种及例数

除第二年所要求的病种及病例要求外，还应学习以下病种：

病　　种	最低例数
皮肤肉芽肿（包括结节病、环状肉芽肿等）	10
感染性皮肤病（皮肤结核、深部真菌病等）	10
皮肤血管炎性疾病（Sweet 病、过敏性紫癜等）	10
红皮病	10
遗传性皮肤病	20
风湿性疾病（如系统性红斑狼疮、皮肌炎、硬皮病等）	20
大疱性皮肤病（如天疱疮、大疱性类天疱疮等）	10
恶性皮肤肿瘤（包括 MF）	20
急性荨麻疹	12
虫咬皮炎	24
药物性皮炎	12
剥脱性皮炎	6
关节病型及脓疱型银屑病	5

（2）临床技能

担任急诊值班，每周 1 次；参加皮肤病与性病疑难病例讨论，每周 1 次；采集病史、汇报病历并提出个人意见；记录会诊意见并按综合意见处置和随访患者。

3. 较高要求

在基本要求的基础上，还应学习以下疾病和技能。

（1）学习病种

少见感染性皮肤病与性病（如艾滋病、非结核分枝杆菌病、慢性皮肤黏膜念珠菌病、神经梅毒等）；少见皮肤肿瘤（如血管肉瘤、恶性黑素瘤、皮肤转移癌等）。

（2）临床知识、技能

掌握监测及处理应用大剂量糖皮质激素患者不良反应的方法；常用免疫抑制药物在皮肤病与性病的应用原则及注意事项。见习并参加皮肤外科的工作。

（3）与临床相关的公共卫生知识

针对性病病人的健康教育技能，我国性病的流行规律及防治对策。对有感染艾滋病风险的病人，主动进行艾滋病防治知识的宣传教育和咨询。

（五）第三时段 2（皮肤病理室、实验室及治疗室，4 个月）

1. 轮转目的

（1）皮肤病理（2 个月）：

掌握皮肤病与性病活检皮损部位的选择方法和活检操作技术；初步掌握基本皮肤病理变化的特点；基本掌握具有典型病理表现的皮肤病病理特点。

了解病理上具有诊断价值常见皮肤病的病理特点；常用特殊染色（如 PAS、阿申蓝、刚果红）对皮肤病的诊断意义；常用免疫组化检查的诊断意义。

（2）皮肤病与性病检查（1 个月）

掌握真菌直接镜检，了解真菌菌种的鉴定原则；疥螨和毛囊虫检查方法；性病患者标本的采集和淋病奈瑟菌直接镜检。

熟悉梅毒暗视野显微镜检查、梅毒血清学检查技术、淋病奈瑟菌培养及采用试剂盒检测泌尿生殖道常见病原体（如沙眼衣原体等）的常规检测技术方法；直接免疫荧光技术（DIF）、间接免疫荧光技术（IIF）、变应原的检查技术（如斑贴试验、皮肤划痕试验、皮内试验）等实验技术及临床应用。

酌情参加有关实验室工作，为今后发展个人的专业方向打下基础。

（3）治疗室（1 个月）

掌握皮肤病与性病的换药、湿敷、皮损内注射、液氮冷冻、二氧化碳激光、光疗等操作。

2. 基本要求

病种、技能及例数：

病种及技能	最低例数	病种及技能	最低例数
浅部真菌病病原体的直接镜检	200	淋病奈瑟菌直接镜检	10
皮肤活检操作	30	疥螨、毛囊虫镜检	10
斑贴试验	20	参与真菌培养、常见真菌菌种鉴定	20
病理阅片（皮炎湿疹、银屑病、多形红斑、扁平苔藓、红斑狼疮、血管炎、大疱性皮肤病、常见皮肤肿瘤等）	300 张	各种治疗手段（包括换药、皮损内注射、液氮冷冻、刮除、二氧化碳激光、光疗等）	各 10

3. 较高要求

在基本要求的基础上，还应学习以下疾病和技能。

（1）技能操作及例数

技能操作名称	最低例数	技能操作名称	最低例数
紫外线光疗（包括窄波 UVB 及黑光治疗）	30	各类激光操作	20

（2）了解皮肤病理切片的制作及常规染色技术。

（六）外语、教学、科研等能力的要求

培训期间，住院医师要积极参加外语俱乐部及英文杂志读书会等的学习，能结合临床工作熟练阅读英文版 Andrews 皮肤病学及有关英语文献，并能用英语交流。能熟练上网检索文献，每季度翻译国外有关专业文献综述 1 篇（不少于 3000 字）或撰写读书报告 2 篇（不少于 1500 字），在科室读书报告会上定期报告与临床工作相关的文献。

培训期间至少完成 2 篇文献综述或临床病例报告，至少参加 1 次地区性或全国性学术会议；参与科室的教学、科研活动。

四、推荐阅读书刊

1. 赵辨. 中国临床皮肤病学. 南京：江苏科学技术出版社，最新版
2. 张学军. 皮肤性病学. 北京：人民卫生出版社，最新版
3. 朱学骏，等主译. Bolognia 皮肤病学. 北京：北京大学医学出版社，最新版
4. 朱学骏，涂平，等. 中国皮肤病性病图鉴. 北京：人民卫生出版社，最新版
5. 中国医师协会. 国家执业医师、护师"三基"训练丛书——临床医师分册、医学检验和医学影像分册. 北京：人民军医出版社，最新版

修　订：北京市住院医师规范化培训皮肤科专科委员会
审　定：北京市住院医师规范化培训工作指导委员会

眼科培训细则

眼科学是研究视觉器官疾病的发生、发展及其诊断、治疗和预防的一门医学科学，目前分为眼底病、青光眼、葡萄膜炎、眼肌病、角膜病、眼视光、眼眶病等亚专业。

一、培训目标

通过规范化培训，使住院医师打下扎实的眼科临床工作基础。能掌握正确的临床工作方法，准确采集病史、规范体格检查、正确书写病历，掌握大多数眼病的发病机制，独立诊治眼科常见病、多发病；准确、熟练地进行各项眼部检查操作；基本掌握眼科显微手术操作；在上级医师的指导下能独立完成常见的外眼和内眼手术；正确完成视力检查、眼压测量、视野检查、眼部超声波扫描、超声活体显微镜检查、光相干断层扫描、荧光素眼底血管造影和眼电生理检查等眼部特殊检查操作，并能正确出具诊断报告。培训结束时，住院医师能够具有良好的职业道德和人际沟通能力，具有一定的独立从事眼科临床工作的能力。

二、培训方法

采取在眼科各专业及其他相关科室轮转的形式进行。通过管理病人、参加门急诊及病房工作和各种教学活动，完成规定的病种和基本技能操作数量，学习眼科的专业理论知识；认真填写《住院医师规范化培训登记手册》；规范书写病历；参与见习/实习医生和住院医师的眼科临床教学工作。

眼科内容的学习分为二个时段。

第一时段（10个月）为感知期。初步了解眼科学及常见的眼部疾病，为进一步系统学习打好基础。首先需轮转培训基地的眼科检查室、门诊治疗室，参加门诊工作，并应有一定的时间（如每周1.5～2.5天）跟随高年资医师参加眼科普通门诊的工作。在上级医师指导下参加眼科急诊值班，轮转辅助检查室（视野检查、超声扫描、超声活体显微镜检查、荧光素眼底血管造影、光相干断层扫描和眼电生理检查），以及参加眼科显微手术实验室培训。

第二时段（20个月）为系统培养期。轮转以下眼科各专业组：白内障、角膜病、眼肌病、青光眼、眼底病、眼外伤、眼整形、眼眶病与眼肿瘤，参加门诊和病房的手术。全面系统地掌握眼科学知识和技能，着重将知识转化为实际工作能力的培训。每年参加病房工作至少6个月。管理住院病人不少于200例。

相关科室主要轮转与眼科疾病密切相关的全身性疾病的科室，如神经内科、内分泌科、急诊科。每个科室1个月，共3个月，具体安排根据各培训基地的情况而定。

三、培训内容与要求

眼科住院医师培训共 33 个月，必须在眼科培训 30 个月，相关科室 3 个月。

（一）眼科轮转（共 30 个月）

1. 轮转目的

熟练掌握：眼的解剖、组织胚胎和生理生化知识。

掌握：眼科常见病及部分疑难病的临床表现、诊断与鉴别诊断及治疗方法；眼科常用检查的操作方法和临床意义；眼科常用药物作用机制、用法和副作用；眼科急诊，如急性闭角型青光眼、眼化学伤和穿通伤的处置；眼科基本手术技能和常用手术；全身疾病的眼部表现。

2. 基本要求

（1）学习病种及例数

病种	最低例数	病种	最低例数
睑腺炎	10	中心性浆液性脉络膜视网膜病变	5
睑内翻	10	年龄相关性黄斑变性	10
睑外翻	5	黄斑囊样水肿	5
上睑下垂	5	黄斑部视网膜前膜	5
睑板腺囊肿	10	近视性黄斑变性	5
眼睑肿瘤	5	黄斑裂孔	5
泪道阻塞性疾病	10	孔源性视网膜脱离	10
沙眼	3	牵拉性视网膜脱离	5
翼状胬肉	10	渗出性视网膜脱离	5
干眼	10	视神经炎	5
细菌性结膜炎	5	缺血性视神经病变	5
病毒性结膜炎	10	视乳头水肿	5
泡性角结膜炎	5	屈光不正	40
过敏性结膜炎	5	屈光参差	5
病毒性角膜炎	5	弱视	10
细菌性角膜炎	10	低视力	3
年龄相关性白内障	30	共同性斜视	10
并发性白内障	5	非共同性斜视	5
先天性白内障	5	甲状腺相关眼病	2
晶状体脱位	5	眼眶肿瘤	2
急性原发性闭角型青光眼	10	眶蜂窝织炎	2

病种	最低例数	病种	最低例数
先天性青光眼	5	眼球钝挫伤	10
继发性青光眼	10	眼球穿通伤	10
虹膜睫状体炎	10	眼球内异物	5
葡萄膜先天性异常	3	眼球表面异物	10
玻璃体混浊	20	外伤性视神经病变	3
视网膜动脉阻塞	3	外伤性白内障	5
视网膜静脉阻塞	10	眼化学伤	2
糖尿病视网膜病变	15	电光性眼炎	2
高血压视网膜病变	10		

眼
科

（2）临床基本技能

1）熟练完成眼科住院病历，第一次进入病房需要完成 3~5 份大病历。

2）熟练掌握以下检查与操作方法

操作技术名称	操作技术名称
远、近视力检查	直接检眼镜
眼压测量的方法	验光、斜视和复视检查方法
眼压曲线	手术显微镜的使用和维护方法
色觉检查法	眼科手术室的工作程序
阿姆斯勒（Amsler）表	通过动物眼的训练和模拟手术训练
相对性传入性瞳孔障碍（RAPD）检查法	（注：不作为强制要求）
前置镜	眼科显微手术基本技术
裂隙灯活体显微镜	

3）熟练掌握以下检查方法及例数

操作技术名称	最低例数	操作技术名称	最低例数
间接眼底镜检查	20	前房角镜	20
三面镜	10	眼部超声扫描	20
视野检查	20	超声活体显微镜检查（审阅报告）	20
眼前后节照相	20	眼相干光断层扫描	20
眼电生理检查（审阅报告）	20	荧光素眼底血管造影（审阅报告）	20

操作技术名称	最低例数	操作技术名称	最低例数
显然验光	30	自动验光	30
视网膜检影	30	角膜地形图	5
斜视检查	20	复视检查	10
眼眶 CT 和 MRI 片的判读	20	角膜内皮计数（审阅报告）	10

4）独立完成以下操作及例数

操作技术名称	最低例数	操作技术名称	最低例数
结膜下注射	5	球后注射	10
球旁注射	10	泪道冲洗	10
睑结膜结石的去除	5	结、角膜浅层异物取出	10
眼睑伤口的清创缝合	3	睑腺炎切开引流	5
眼部备皮	5	患眼包扎和术后换药	10
结膜囊冲洗	10		

（3）应掌握的手术种类

住院医师在通过眼科动物显微手术和模拟手术的考核之后，才能进入临床参加眼科显微手术。

应当在指导医师指导下完成或参加手术训练。

应掌握的手术种类及要求完成或参加的例数：

手术名称	完成最低例数	参加最低例数
睑板腺囊肿切除术	10	15
眼睑外伤缝合术	3	5
眼睑小肿物切除术	5	10
前房穿刺术	5	10
羊膜移植术	2	5
翼状胬肉切除术	5	10
睑内外翻矫正术	5	10
角膜穿通伤缝合术	2	5
泪道手术	2	5
睫状体冷冻或光凝术	2	5

眼科

手术名称	完成最低例数	参加最低例数
斜视矫正术	2	5
激光虹膜切除术	5	10
小梁切除术	5（部分操作）	10
白内障摘除术或/和人工晶状体植入术	10（部分操作）	50
义眼台植入术		5
角膜移植术		2
视网膜复位术		5
视网膜玻璃体切除术		5
激光晶状体后囊膜切开术	3	5
激光视网膜光凝术		5
玻璃体注药		5

3. 较高要求

在基本要求的基础上，还应学习以下疾病和技能。

学习病种及例数

病种	最低例数	病种	最低例数
真菌性角膜炎	5	视网膜静脉周围炎	2
角膜先天异常	5	增生性玻璃体视网膜病变	5
蚕蚀性角膜溃疡	2	视网膜色素变性	2
干燥综合征	2	病理性近视眼底改变	3
原发性开角型青光眼	5	继发性脉络膜新生血管	3
正常眼压性青光眼	5	脉络膜血管瘤	2
新生血管性青光眼	3	脉络膜黑色素瘤	2
Fuchs 异色性虹膜睫状体炎	2	视网膜母细胞瘤	2
Behcet 病	2	眼球突出	2
VKH 综合征	2		

（二）相关科室（共 3 个月，神经内科、内分泌科、急诊科各 1 个月）

1. 轮转目的

针对性地强化与眼科密切相关的科室轮转，加强住院医师对眼与全身性疾病密切相关的认识，使住院医师能够从眼部的特征判断全身疾病的可能性，以减少全身疾病的漏诊。

（1）学习眼科相关神经学知识，认识与眼科相关的神经系统病变；学习神经科检查方法，初步掌握相关的影像学诊断。

（2）了解糖尿病、甲状腺疾病的全身及眼部并发症的诊断标准、并发症及处理原则。

（3）掌握常见急症的诊断与抢救方法，培养急症抢救思路。

2. 基本要求

相关科室的内容只要求疾病种类，不做例数要求。

（1）神经内科主要疾病

颅内占位病变、脱髓鞘病、三叉神经病变、面神经病变、原发性遗传性视神经萎缩。书写完成3份完整大病历。

（2）内分泌科主要疾病

糖尿病、甲状腺疾病。书写完成3份完整大病历。

（3）急诊科基本内容

心电图检查及诊断、心肺复苏步骤、创伤包扎固定及搬运技能、急腹症临床表现与处理原则、颅脑损伤的临床表现及处理原则。

（三）外语、教学、科研等能力的要求

1. 能参与带教实习医师和低年资住院医师。

2. 掌握眼科常用英文词汇，能阅读国内外眼科学文献。

3. 掌握文献检索的功能和基本方法，了解科研选题、设计和具体实施的基本程序，在临床工作中能发现问题、提出问题，并进行病例总结，撰写临床综述或病例报告1篇。

4. 参与教学科研活动。

四、推荐阅读书刊

1. 高等医学院校《眼科学》教材. 最新版

2. 中英文住院医师培养系列教材. 最新版美国眼科学会教程

3. 李凤鸣. 中华眼科学. 北京：人民卫生出版社，最新版

4. 中国医师协会. 全国专科医师培训规划教材——眼科学. 北京：人民卫生出版社. 最新版

5. 中国医师协会. 国家执业医师、护师"三基"训练丛书——临床医师分册、医学检验和医学影像分册. 北京：人民军医出版社，最新版

6. 中华眼科杂志

修　订：北京市住院医师规范化培训眼科专科委员会

审　定：北京市住院医师规范化培训工作指导委员会

耳鼻咽喉科培训细则

耳鼻咽喉科学是研究听觉、平衡、嗅觉诸感觉器官和呼吸、发音、言语及吞咽等运动器官疾病防治的一门科学。本学科下设耳科、鼻科、咽喉及头颈外科等亚专科。所涉及的器官和组织，不仅其自身之间在解剖、生理诸方面联系密切，而且与全身多系统器官的解剖、生理及病理等诸多方面密切相关。从事耳鼻咽喉科医疗工作的人员，需完成规范化培训。

一、培训目标

通过耳鼻咽喉科住院医师培训，受训者达到耳鼻咽喉科普通专科医师水平，即具备初步掌握耳鼻咽喉科学医疗活动的能力，基本掌握耳鼻咽喉科常见疾病的诊断、治疗和手术操作，包括对耳、鼻、咽喉、气管、食管及头颈各器官的解剖、生理及其疾病的基础研究与临床工作。通过耳鼻咽喉科普通专科医师培养并考试合格者方可进入耳鼻咽喉科学亚专科的培养。

二、培训方法

培训时间为33个月。受训者在耳鼻咽喉科各亚专科及相关学科轮转学习。耳鼻咽喉各亚科轮转时间为27个月，相关临床科室轮转时间为6个月：

耳鼻咽喉各亚科	时间（月）	相关临床科室	时间（月）
门急诊	9*	ICU	2
耳科病房	6	急诊科	1
鼻科病房	4	普通外科	1
咽喉科病房	4	麻醉科	1
头颈外科病房	4	影像医学科	1

*门急诊轮转期间，如不能完成规定的气管异物等培训要求（如硬性支气管镜检查、异物取出术5例），可提出申请并由培训基地负责联系安排受训者到儿童医院接受短期专项培训。

培训过程中实行导师制并对培训工作全程负责。注重指导受训者的临床实践技能和知识的培训，理论学习以参加学术讲座和自学相结合的方法进行培训。

三、培训内容与要求

（一）耳鼻咽喉科门、急诊（9个月）

1. 轮转要求

掌握：①耳鼻咽喉各器官的应用解剖、生理知识及常见病、多发病的基本知识；②耳鼻咽喉科的常规检查法及常规检查器械的应用；③认识耳鼻咽喉各部位的正常解剖形态及标志；④耳鼻咽喉各器官的症状学；⑤常见病、多发病的诊断、鉴别诊断及处理方法；⑥门诊诊疗手册的正规书写；⑦耳鼻咽喉科局部、全身用药及麻醉药的用法、用量及毒副反应；⑧耳鼻咽喉头颈外科危、急、重病人急救常识。

熟悉：①耳鼻咽喉常规内镜检查方法；②颈部检查法；③耳、鼻、咽喉一般外伤的处理方法；④某些急诊（鼻出血，喉阻塞，气管、食管异物等）的诊断及处理原则；⑤纯音测听、声导抗及结果分析；⑥耳、鼻、咽喉影像学检查法（X线、CT、MRI）。

了解：①听觉电反应测听及前庭功能检查法；②鼻功能检查（嗅觉检查、鼻阻力、鼻声反射、鼻通气等）的方法及临床意义。

2．基本要求

（1）学习病种及例数

病种	最低例数	病种	最低例数
耳鼻咽喉外伤	10	变应性鼻炎、鼻息肉	10
急、慢性化脓性中耳炎	20	急、慢性鼻窦炎	10
分泌性中耳炎	10	鼻出血	10
耳聋	15	急、慢性咽炎	10
外耳道胆脂瘤	3	急、慢性喉炎	10
外耳道炎及疖肿	10	小儿急性喉气管支气管炎	3
鼓膜外伤	3	声带息肉	10
耳气压伤	3	急、慢性扁桃体炎	10
外鼻炎症（鼻疖）、鼻前庭炎	5	腺样体肥大	5
急、慢性鼻炎	10	喉阻塞	5
萎缩性鼻炎	5	耳鼻咽喉某些先天性疾病	5

（2）基本技能

1）操作技能及例数

操作类别	最低例数	操作类别	最低例数
耳部检查	50	前、后鼻孔填塞术	5
鼓膜穿刺术	3	咽部检查（鼻咽、口咽、喉咽）	100
咽鼓管吹张术（气球法、导管法）	20	扁桃体周围脓肿穿刺、切开术	1
耵聍取出术、外耳道冲洗	10	喉部检查	50
外鼻、鼻腔检查	50	喉部麻醉	20
鼻滴药	20	纤维喉镜检查	20
鼻内镜检查	5	耳鼻咽喉术后换药	10
置换法	5	耳、鼻腔、咽喉异物取出术	5
简易嗅觉检查	10	耳、鼻腔、咽喉活检术	5

2）手术操作及例数

手术名称	最低例数	手术名称	最低例数
咽后壁、咽旁脓肿切开引流术	1	耳、鼻、咽良性肿瘤切除术	10
鼻骨骨折复位术	5	外伤缝合术	10

3．较高要求
（1）学习病种及例数

病种	最低例数	病种	最低例数
喉癌	3	梅尼埃病	3
鼻咽部良恶性肿瘤	3	中耳炎颅内外并发症	3
鼻–鼻窦恶性肿瘤	3	气管、食管异物	3

（2）参与手术及例数

手术名称	最低例数	手术名称	最低例数
鼓膜切开术	2	鼻内镜下鼻腔鼻窦活检	5
鼓膜置管术	3	鼻出血止血术（电凝、激光、微波等）	5
耳前瘘管或耳科小肿物切除术	3		

（二）耳鼻咽喉头颈科病房（18个月）

1．轮转要求

分管病床 3～5 张。3 年内负责病床总数不低于 80 张。完成合格住院病志不少于 80 份。能够准确完成本专业住院病历、病程记录、出入院记录等各种医疗文案，及时向上级医师汇报病人病情变化，并提出初步诊断和处理意见。

掌握：①耳、鼻、咽喉、气管及食管的解剖和生理，相关疾病的基础知识和基本理论；②耳鼻咽喉常见疾病及某些急症的诊断、鉴别诊断和处理方法；③耳鼻咽喉科常用诊疗技术及手术操作方法、适应证、禁忌证；④住院病案、病程记录、手术记录、出入院记录等各种医疗文案的正规书写方法；⑤纯音测听、声导抗检查的原理、方法及临床意义；⑥科间、院内、院外会诊、转诊条件和程序。

熟悉：①鼻内镜、纤维（电子）喉镜、频闪喉镜的适应证及使用方法；②激光、微波、低温等离子治疗仪的临床应用；③听觉诱发电位、耳声发射检查的结果分析和临床意义；④中华医学会耳鼻咽喉头颈外科分会制定的各种诊疗指南。

了解：①人工耳蜗植入术的相关知识；②耳鼻咽喉部的恶性肿瘤的综合治疗方法；③睡眠监测结果分析、阻塞性睡眠呼吸暂停的诊断及治疗；④耳鼻咽喉特殊性炎症（鼻硬结病、结核、白喉、麻风、梅毒等）；⑤艾滋病在耳鼻咽喉头颈部的表现；⑥前庭功能检查的方法及临床意义；⑦鼻功能检查（嗅觉检查、鼻阻力、鼻声反射、鼻通气等）的方法及临床意义。

2．基本要求

（1）学习病种与例数

病种	最低例数	病种	最低例数
慢性化脓性中耳炎	30	鼻腔鼻窦良恶性肿瘤	10
化脓性中耳炎颅内、外并发症	3	急、慢性扁桃体炎	20
先天性外、中耳畸形	2	咽部脓肿（扁桃体周围、咽后、咽旁）	10
耳郭化脓性软骨膜炎	5	咽、扁桃体恶性肿瘤	2
梅尼埃病	5	喉角化症及喉白斑	3
耳聋（传音性、神经性、混合性）	20	喉运动神经性疾病	5
周围性面瘫	5	喉阻塞	10
外耳道、中耳肿瘤（良、恶性）	5	急性会厌炎	3
分泌性中耳炎	10	喉外伤	5
急、慢性鼻窦炎	20	喉先天性疾病	5
鼻窦囊肿	5	喉癌	20
鼻出血	10	阻塞性睡眠呼吸暂停低通气综合征	5
鼻中隔偏曲	10	气管、食管异物	5
鼻外伤	10	颈部外伤（闭合性、开放性）	5
真菌性鼻窦炎	5		

（2）操作技能

1）操作技能及例数

操作类别	最低例数	操作类别	最低例数
耳、鼻、咽、喉部术后换药	50	鼻中隔血肿、脓肿切开引流术	2
鼓膜穿刺术	10	扁桃体周围脓肿切开引流术	3
鼓膜激光造孔术	2	耳鼻咽喉部异物取出术	2
鼓膜置管术	2	耳鼻咽喉部肿瘤活检术	5
瘘管试验	10	耳鼻咽喉内镜检查法	20
音叉试验	10	咽拭子及其他感染灶的细菌培养及药敏试验	20
鼻骨骨折复位术	5		

2) 参与手术操作及例数

手术名称	最低例数	手术名称	最低例数
耳前瘘管切除术	5	喉气管成形术	3
乳突根治术/鼓室成形术	10	急性喉外伤手术	3
下鼻甲手术	5	支撑喉镜下显微手术	5
鼻中隔矫正术	2	甲舌囊肿切除术	5
鼻窦囊肿切除术	5	常规气管切开术	5
鼻内镜下鼻腔鼻窦手术	30	颈淋巴结清扫术	5
扁桃体切除术	5	上颌窦癌上颌骨部分或全切术	3
腺样体切除术	5	喉癌各种术式的喉切除术	10
悬雍垂腭咽成形术	10	硬性支气管镜检查、异物取出术	5
咽部恶性肿瘤切除术	3	硬性食管镜检查并食管异物取出术	3

3. 较高要求

(1) 学习病种及例数

病种	最低例数	病种	最低例数
前颅底肿瘤	3	甲状腺疾病	5
侧颅底肿瘤	3	腮腺、颌下腺疾病	5
化脓性中耳炎颅内外并发症	3	特异性感染(表现在耳鼻咽喉头颈部)	1
鼻窦炎颅内外并发症	2		

(2) 参与手术及例数

手术名称	最低例数	手术名称	最低例数
外耳道良性肿瘤切除术	3	鼻咽血管纤维瘤切除术	1
慢性中耳炎乳突根治术	3	鼻侧切开术	1
鼻内镜下脑脊液鼻漏修补术	1	上颌窦癌上颌骨部分切除术	3
鼻内镜下鼻腔鼻窦肿瘤切除术	5	快速气管切开及环甲膜切开术	1
鼻内镜下鼻颅底肿瘤切除术	1	喉癌喉全切除术	3

(三) 相关临床科室轮转

1. ICU (2个月)

(1) 轮转目的

掌握:常见危重症的诊断和紧急处理;常用急救药物的指征、副作用和临床应用;常用抗感染药物的临床应用；动脉血气分析、呼吸机应用指征、呼吸模式的选择和具体操作设定。

了解：全身炎症反应性综合征（SIRS）和多器官功能障碍综合征（MODS）的理论和进展。

（2）基本要求

1）学习病种及例数

病种	最低例数	病种	最低例数
休克	3	昏迷	2
严重水、电解质、酸碱平衡紊乱	3	上消化道大出血	2
急性呼吸衰竭、ARDS	3	急性肾衰竭	2
张力性气胸	1	急性心力衰竭	2
DIC	1	SIRS、MODS	2

2）操作技能及例数

操作类别	最低例数	操作类别	最低例数
心电监护仪使用	10	心肺 X 线图像读片	10
呼吸机使用	10	血气分析	10
心肺复苏术（包括使用除颤仪）	2	三腔两囊管压迫止血	1
高级心脏生命支持（ACLS）	2	血液净化技术	1

（3）较高要求

1）学习知识：

各种监护（术后监护，呼吸监护，脑监护）的相关知识。

2）临床技能

头颅、胸、腹 CT 读片；深静脉穿刺术、动脉穿刺术、机械通气；参与心包穿刺术、胸腔引流术和主动脉内气囊反搏术。

2. 急诊科（1 个月）

（1）轮转目的

掌握：常见急症的临床表现和诊治要点；心电图等常规检查结果分析；电解质紊乱、休克的诊断及治疗；心肺复苏术。

熟悉：与耳鼻咽喉相关的急症的诊治方法。

了解：治疗急诊常规用药种类及其用法、用量及副作用等。

（2）基本要求

1）学习病种及例数

病种	最低例数	病种	最低例数
冠心病（心绞痛、心肌梗死）	20	常见心律失常	10
急腹症	20	心搏骤停和阿斯综合征	2
外伤	20		

2）操作技能及例数

操作类别	最低例数	操作类别	最低例数
外伤缝合	20	12 导心电图操作	20
急症抢救	5	心电监护	20

3．普通外科（1 个月）

（1）轮转目的

掌握：外科手术操作基本技能（手术切开、显露、缝合、结扎、止血、无菌术等技能）；手术后重症病人监测技术的基本方法和临床应用。

熟悉：外科学基础知识及理论；术后危重病人、失血休克、感染休克等的急救程序、方法；常用急救用药的用法、用量和毒副反应。

了解：某些常见病、多发病、急腹症；腹部或胸部外伤的诊断、鉴别诊断和治疗方法。

（2）基本要求

1）学习病种和例数

病种	最低例数	病种	最低例数
急性阑尾炎	3	腹部或胸部外伤	5
甲状腺疾病	5	疝气	3

2）操作技能及例数

操作类别	最低例数	操作类别	最低例数
静脉切开	5	胸腔穿刺	5
导尿	5	胸腔闭式引流	5
针刺活检	5	术后重症监护（各种监护仪器使	5
腹腔穿刺	5	用方法及结果分析）	

3）参与手术操作及例数

手术名称	最低例数	手术名称	最低例数
阑尾炎手术	5	疝气修补术	5
甲状腺手术	5		

4．麻醉科（1个月）

（1）轮转目的

掌握：麻醉学基本理论；相关药物的药理学知识；临床麻醉和急救（心脑肺复苏）的基本知识。熟悉：临床麻醉的基本操作技能及监测技术；术后病人呼吸及循环功能改变的特点、常见治疗方法。

了解：术后危重病人（呼吸衰竭、电解质紊乱、酸碱平衡失调、心律失常、心力衰竭、休克、心肺脑复苏等）的处理。

（2）基本要求

1）学习麻醉种类及例数

麻醉种类	最低例数	麻醉种类	最低例数
气管内麻醉	10	腰麻、静脉麻醉	各5
颈丛、臂丛阻滞麻醉	各5	硬膜外阻滞麻醉	5

2）操作技能及例数

操作类别	最低例数	操作类别	最低例数
气管内插管	20	术中、术后监护（术后重危病人抢救）	20
常用镇痛技术及术后镇痛技术	20		

5．影像医学科（1个月）

（1）轮转目的

掌握：耳、鼻、咽喉、气管、食管的X线、CT、磁共振（MRI）的正常解剖学图像。

熟悉：以上各器官炎症、肿瘤、外伤等的X线、CT、MRI图像诊断。

了解：X线、CT、MRI的基本知识及人体各系统疾病的影像学诊断；X线、CT、MRI的检查法。

（2）基本要求

1）学习病种及例数

病种	X线最低例数	CT 最低例数	MRI 最低例数
耳部正常解剖图像	5	5	5
鼻及鼻窦正常解剖图像	5	5	5
咽喉部正常解剖图像	5	5	5
中、内耳畸形	5	10	5
中耳疾病（炎症、肿瘤）	5	10	5
鼻及鼻窦疾病（炎症、肿瘤、外伤）	5	10	5
咽喉部疾病（炎症、肿瘤）	5	10	5

2）操作技能及例数

操作类别	最低例数	操作类别	最低例数
CT扫描（横断面、冠状面、矢状面）	10	耳鼻咽喉检查常用投照技术	10
造影增强扫描	5	MRI在耳鼻咽喉部的检查方法	10
X线机的操作和放射防护方法	5		

6. 其他科室

除上述科室外，还可以根据医院及住院医师个人情况，选择轮转病理科、心血管内科、神经内科及神经外科、胸外科等。轮转目的与要求不作统一规定。

（四）外语、教学、科研能力的要求

阅读专业外语书刊和教科书；阅读公开发表的专业文献并作文摘5篇以上；通过相应的国家外语水平考试。

根据具体情况参加一定的教学工作。

有条件者可参加临床科研课题组工作。

每年至少完成文献综述、临床病例总结各1篇。

四、推荐阅读书刊

1. 韩德民. 全国高等医学院校教材：耳鼻咽喉头颈科学. 北京：北京大学医学出版社，最新版
2. 王世勋. 全国高等医学院校教材：耳鼻咽喉科手术学. 天津：天津科学技术出版社，最新版
3. 陆再英，钟南山. 内科学. 北京：人民卫生出版社，最新版
4. 吴阶平，裘法祖. 黄家驷外科学. 北京：人民卫生出版社，最新版
5. 刘俊杰，赵俊. 现代麻醉学. 北京：人民卫生出版社. 最新版

6. 中国医师协会. 国家执业医师、护师"三基"训练丛书——临床医师分册、医学检验和医学影像分册. 北京，人民军医出版社. 最新版

7. 现行公开出版发行的国内、外耳鼻咽喉科学和相关学科的期刊

修　订：北京市住院医师规范化培训耳鼻咽喉科专科委员会
审　定：北京市住院医师规范化培训工作指导委员会

耳鼻咽喉科

精神科培训细则

精神病学是研究精神疾病病因、发病机制、临床表现、发展规律以及治疗和预防的临床医学二级学科。精神病学不仅与神经病学有着传统的紧密联系，而且与心血管科、急诊医学科等其他临床学科也有广泛联系。精神科医师的培养还涉及心理学、人文医学、伦理和法律等有关知识。

一、培训目标

以培养普通精神科临床诊治能力为首要任务。通过3年的规范化培训，使住院医师打下扎实的精神科临床工作基础，并具备一定的处理与精神疾病关系密切的其他疾病的能力。住院医师应能掌握正确的临床工作方法，准确采集病史、规范体格检查和精神检查，正确书写病历，熟悉各轮转科室诊疗常规（包括诊疗技术）和临床路径，正确地对精神科常见疾病进行诊断和处理。培训结束时，住院医师应具有良好的职业道德和人际沟通能力，能独立从事精神科临床工作。

二、培训方法

采取在精神科和相关科室轮转的方式进行，通过管理住院病人，参加门、急诊工作和各种教学和科研活动，并参与住院医师的精神科临床教学工作，完成规定的临床技能量化指标和指定的自学内容。相关轮转科室主要包括：心血管内科、急诊科或ICU、神经内科等。精神科轮转包括：重症病房（以精神病性障碍为主）、轻症病房或临床心理科（神经症性障碍为主）、其他精神科病房（社区/康复科、老年科、儿少科等）、精神科门诊或急诊等。总轮转时间为33个月。机动时间3个月，可安排参加临床科研或其他选轮科室。轮转科室及时间安排如下：

阶　　段	轮转科室	时间（月）
通科阶段 （共9个月）	神经内科（有条件可包括神经内科重症监护）	4
	急诊科和（或）重症监护病房	3
	心血管内科	2
专科阶段 （共24个月）	精神科重症病房	12
	精神科轻症病房或临床心理科或开放病房	6
	社区/康复科或老年科或儿少科等	3
	精神科门急诊	3
机动	临床科研或其他选轮科室	3
合　　计		36

三、培训内容与要求

（一）神经内科（病房 3 个月，门、急诊/NICU 等 1 个月，共计 4 个月）

1. 轮转目的

掌握：神经系统查体；腰椎穿刺的基本技能；临床常见的神经内科疾病（脑血管疾病、中枢神经系统感染性疾病和脑变性疾病）的表现、诊断、治疗原则和方法；神经内科门、急诊以及 NICU 常见问题的处理原则和方法。

熟悉：神经内科疾病的脑影像学检查与诊断的基本知识。

2. 基本要求

（1）学习病种及例数（病房）

病种	最低例数	病种	最低例数
脑血管疾病	5	周围神经疾病	3
中枢神经系统感染	3	其他（脑肿瘤、癫痫等，也可包括上述病种）	6
脑变性疾病	3		

门、急诊或 NICU 学习期间，在指导教师带领下看病人日均不少于 20 人次。除以上病种外，重点学习癫痫、帕金森病、各类脑血管疾病恢复期或后遗症的处理等。

（2）基本技能

管理床位不少于 4 张，新收治病人不少于 10 例，管理病人至少 20 人次，达到质量要求并完成基本训练。要求当日完成住院病历，其中书写规范住院大病历 3 份。

临床操作技术及例数

操作技术名称	最低例数
系统的神经系统查体	20
腰椎穿刺（实习或见习）	5
在指导下阅读头颅 CT 或 MRI 并书写读片报告	30
在指导下阅读脑电图并书写阅读报告	10

3. 较高要求

在完成基本要求的基础上，临床工作要求增加 5 例以上病人的收治，病种不限。

掌握急性脑病的诊断与治疗原则、眼底镜检查方法和临床意义。

（二）急诊科（3 个月）

1. 轮转目的

掌握：心肺复苏的基本技术，常见急诊疾病的处理原则和方法。

熟悉：急诊处理基本流程，其他临床常见的急诊病种的处理原则和方法。

2. 基本要求

（1）学习病种及例数

病种	最低例数	病种	最低例数
心脏及血管疾患急诊	10	急性中毒（含药物、毒品、酒精中毒等）	10
胃肠道疾患急诊	10		
急性发热	15	其他急诊（如休克等，可包含上述急诊病种）	15
呼吸系统疾患急诊	10		

（2）临床技能

在上级医生带领下急诊值班（含夜班）不少于 15 次；掌握心肺复苏的基本技术，参与实际操作并有上级医生签字的记录不少于 6 例；参加心肺复苏及急诊抢救培训并有相关组织者签字的记录不少于 3 次；参与心电监护实际操作并有上级医生签字的记录不少于 10 例；参与洗胃术实际操作并有上级医生签字的记录不少于 3 例；掌握惊恐发作、自杀及中毒患者的紧急处理原则和程序；掌握昏迷的主要鉴别诊断；熟悉常用的急诊抢救药物的使用；了解常用抢救设备的使用与维护。

3. 较高要求

在完成基本要求的基础上，临床工作要求增加至少 15 例以上病人的诊治，病种不限。临床技能要求掌握环甲膜穿刺术。

（三）心血管内科（2 个月）

1. 轮转目的

掌握：心脏体征检查的基本技能；常见心脏疾病的临床表现、诊断及治疗。

熟悉：常见心脏疾病的心电图诊断及影像学诊断的基本知识。

2. 基本要求

（1）学习病种及例数

病种	最低例数	病种	最低例数
高血压病	5	冠心病	5
心律失常、心力衰竭	5	其他（可含以上病种）	5

（2）临床技能

管病床数不少于 4 张，新收治病人至少 15 例，管理病人至少 20 例；当日完成住院病历，书写规范大病历 2 份。

心电图检查操作不少于 20 例；阅读心电图不少于 60 例；心脏疾病的影像学检查阅片不少于 20 例。

3．较高要求

在基本要求的基础上，临床工作要求增加 4 例以上病人的收治，病种不限。

临床技能要求掌握电除颤及电复律术，熟悉 24 小时动态心电图监测。

（四）普通精神科（专科阶段，24 个月）

1．轮转目的

此阶段侧重于精神科普通病房日常工作，兼顾门诊和康复工作。通过培训达到从事精神科临床工作所必需的最基本要求：即独立准确地收集病史，正确地进行精神检查，准确识别精神症状，掌握临床常见精神疾病的病因、发病机制、临床表现、病程特点和诊断依据等，提出恰当的治疗方案；具备独立正确处理精神科临床常见问题的能力，评估和防范风险的基本意识和能力。

掌握：精神病学基本理论知识；临床晤谈和沟通技能，采集病史和精神检查技能，资料分析和总结技能，病历书写技能；精神障碍的临床诊断及分析思维方法与原则；精神科主要药物治疗、一般心理治疗和物理治疗技能（MECT 和 rTMS）；精神科门诊常见紧急状态的识别和处理；门诊非自愿收住院标准及执行程序，门诊病人风险评估和防范；常见精神疾病主要康复技能训练的基本理论知识；医院内和社区康复的具体内容；精神科伦理准则和相关法律规定。

熟悉：精神科临床常用的量化评估技术；物理治疗技能；各种心理治疗和心理咨询的基本理论知识和技能，常用心理评估理论和方法；社区精神卫生服务的内容以及个案管理制度；精神科急症的诊断和鉴别诊断、处理原则；2~3 种主要的特殊心理治疗的原则。

了解：精神病学最新理论和技术进展。

2．基本要求

（1）学习病种及例数

病　　种	最低例数（管理/新收）
器质性精神障碍	2/2
精神分裂症及妄想性障碍	35/30
心境障碍	15/13
神经症性障碍及分离（转换）性障碍	10/8
精神活性物质所致精神障碍	2/2
应激相关障碍	1/1
其他（可含以上任意病种及老年或儿童或康复病例）	5/4

（2）临床技能

轮转病房管床数不少于 6 张；管理病人总数不少于 70 人次（要求 3 个以上连续病程记录），其中新收治病人不少于 60 例（要求有入院志、首次病程记录、3 个以上连续病程记录）；完成不少于 60 份大病历；当日完成首次病程记录，在规定时间内完成住院病历，甲级病历合格率 95% 以上。

轮转门、急诊时，每天接诊不少于 15 人次。急诊病种不做特殊要求，但是必须有详细的急诊记录，内容包括时间、病情摘要、诊断印象或诊断、当时处理等。学习和掌握门诊处方的书写要求和医院处方的相关规定、门诊药物治疗的选择与使用原则；学习和掌握有关出具精神疾病疾病诊断证明、休假证明和劳动力鉴定证明的相关规定；掌握门诊收住院标准及执行程序，各种特殊急诊情况的评估及处理技能；具备门诊特殊病人风险评估和防范风险的基本意识和能力。

在轮转过程中应掌握基本的心理治疗和心理咨询技能，并参与院内外相关培训，至少完成 2 份连续治疗 5 次以上的心理治疗案例记录。通过培训以及在病房或社区的学习，达到能够胜任一般心理健康促进和健康教育的能力，具有一定的公共卫生意识和经验。

临床操作技术及例数

操作技术名称	最低例数
系统的精神检查	60
电抽搐治疗实习［传统方法和（或）改良电抽搐］	10
汉密尔顿焦虑量表检查	20
汉密尔顿抑郁量表检查	30
TESS 或 UKU 量表检查	30
PANSS 量表或 BPRS 量表检查	30
其他症状量表检查	30

3. 较高要求

（1）在完成基本要求的基础上，临床病房管理病人总数不少于 85 例，其中新收治病人增加不少于 10 例，完成住院大病历总数不少于 70 份。甲级病历合格率达到 98%。门诊日工作量不少于 18 人次。收治病种可以不限。

（2）熟悉精神科某些少见病和疑难病的临床表现、诊断和鉴别诊断、处理原则，如精神活性物质所致精神障碍，脑器质性和躯体疾病伴发精神障碍等。

（3）临床技能在基本要求的基础上还应该掌握 Young 躁狂量表、耶鲁-布朗强迫量表检查技能。

（4）掌握至少 1 种常用的心理治疗方法，如认知行为治疗、行为治疗、心理动力取向心理治疗等；要求提交至少 2 份连续 6 次以上的心理治疗案例记录。

（5）掌握至少 1 种系统的精神疾病康复技能，如药物自我管理技能、症状自我监控技能、重返社会技能、职业康复、家庭治疗等。

（五）外语、教学、科研等能力的要求

培训期间住院医师要利用业余时间学习外语，积极参加外语俱乐部的活动，熟悉精神科及相关临床科室的专业词汇，达到能较熟练地阅读精神病学外文文献和书刊。能熟练上网检索文献，每季度翻译国外有关专业文献综述 1 篇或撰写读书报告 2 篇，在科室读书报告会上定期报告与临床工作相关的文献。

三年内应参加不少于 45 次的临床教学活动，包括个案讨论会、专家查房、专题讲座、个案督导、访问学者教学、学术报告会等。至少提交具有一定水平的临床伦理和法律案例报告或学习心得 1 份。

培训期间参与科室的科研活动。可充分利用 3 个月的机动时间在基地内各临床研究室或病房自由选定 1 个项目进行科研能力的培训，并写出 1 份不少于 2500 字的文献综述或短篇论著。

四、推荐阅读书刊

1. 唐宏宇，方贻儒. 住院医师规范化培训规划教材. 精神病学. 北京：人民卫生出版社，2014
2. 郝伟. 等，精神科疾病临床诊疗规范教程. 第 1 版. 北京：北京大学医学出版社，2009
3. 许又新. 许又新文集. 第 1 版. 北京：北京大学医学出版社，2007
4. 沈渔邨. 精神病学. 第 5 版. 北京：人民卫生出版社，2009
5. 中华医学会. 临床诊疗指南–精神科分册. 北京：人民卫生出版社. 最新版
6. 中华医学会. 临床技术操作规范–精神科分册. 北京：人民军医出版社. 最新版
7. 国际疾病分类–精神与行为障碍分册（ICD-10）和美国精神障碍诊断和统计手册（DSM-V）
8. 于欣. 精神科住院医师培训手册. 第 1 版. 北京：北京大学医学出版社. 2011
9. 李占江主译. High-Yield 精神病学. 北京：中信出版社，2004
10. 李占江主译. 重性精神疾病的认知行为治疗图解指南. 北京：人民卫生出版社 2010.

修　订：北京市住院医师规范化培训精神科专科委员会
审　定：北京市住院医师规范化培训工作指导委员会

精神科

儿外科培训细则

儿外科是一门研究小儿营养、生长发育、身心健康、疾病防治的综合性医学专科，内容涉及畸形、肿瘤、感染和创伤，既包括诊断学和治疗学，也包括医学教育和科学研究。儿外科服务对象从胎儿到青少年（0~18岁），其生理、病理、疾病表现等方面与成人不同，而且具有动态的特点，远期效果和生活质量尤为重要。儿外科包括的亚专业有小儿普外科、急症外科、骨科、泌尿外科、烧伤整形外科、新生儿外科、肿瘤外科、心血管外科、胸外科和小儿神经外科。儿外科医师进入专科培训前需有半年以上儿内科工作经历（含实习医师工作时间），培训期间要轮转儿外科普通外科（含急症外科）、骨科、泌尿外科、新生儿外科、肿瘤外科、心外科、胸外科、神经外科，选择轮转烧伤科、整形外科、影像科、病理科等相关专业与亚专科。

一、培训目标

通过规范化培训，使住院医师具有独立从事儿外科医疗活动的能力，对儿外科常见疾病的诊断、治疗、预防、随访具备初步的经验，初步掌握儿外科手术操作技能，能够独立完成常见儿外科手术，以及在上级医师指导下完成比较复杂的儿外科手术。

二、培训方法

儿外科住院医师培训由两阶段组成。第一阶段为基础培训，轮转小儿急症专业（部分基地涵盖于普外科内）、普外专业和骨科专业，涉及病种主要是创伤、感染、急腹症和普外常见病。第二阶段为初级专科培训，轮转儿外科其他各个亚专业，涉及儿外科各种疾病的诊治。

采取在儿外科范围内各亚专业及其他相关科室轮转的形式进行。轮转期间参加一线值班，要求在各亚专业轮转时管理床位数8~10张，月收治病人和完成手术15~20例，病种涵盖各亚专业病种的70%以上。

轮转科室与时间安排如下表：

轮转科室	时间（月）
急症外科（未独立设置急症外科专业的基地培训内容和时间纳入普通外科）	4
普通外科	4
骨科	4
泌尿外科	3
心胸外科	3
神经外科	3

轮转科室	时间（月）
肿瘤外科	3
新生儿外科	3
烧伤整形外科（选转）	3
麻醉科或病理科（选转其中之一）	1
重症监护室（ICU）	1
医学影像	1
合计	33

三、培训内容与要求

（一）急症外科（4个月）

1. 轮转目的

掌握：消毒与无菌技术、外科病儿的体检特点、儿外科液体疗法与水电解质平衡、外科休克、多器官功能障碍、创伤、外科感染、心肺复苏、外科输血、术前准备和术后处理原则等基础知识及基本理论。

熟悉：小儿急症各种常见病多发病（创伤、感染、急腹症）的发病机制、临床特点、诊断与鉴别诊断要点、治疗原则以及随访规范；外科基本用药。

了解：腹腔镜手术基本理论；儿外科危重病人的抢救原则。儿外科营养支持疗法，包括肠外营养、肠内营养的基本原理。

2. 基本要求

掌握外科换药技术、外科手术切开、显露、缝合、结扎、止血等技术；熟悉外科常用的诊疗操作技术，如导尿、拆线、胃肠减压、静脉穿刺、静脉切开、脓肿穿刺及引流、直肠指检、灌肠、洗肠；了解急症外科特殊诊断方法和技术，如腹腔穿刺、耻骨上膀胱穿刺、嵌顿疝手法复位、X线透视下气灌肠肠套叠复位等。

（1）学习病种及例数

病种	最低例数	病种	最低例数
急性阑尾炎	10	阴囊急症	1
肠梗阻	5	消化道穿孔	1
胰腺炎	2	梅克尔憩室引起的并发症	1
腹膜炎	5	肠重复畸形引起的并发症	1
肠套叠	5	卵巢囊肿（或肿瘤）蒂扭转	1
腹股沟斜疝嵌顿	5	胆总管囊肿引起的并发症	1
创伤	5	软组织感染	1

儿外科

（2）临床操作技术

1）书写住院病历不少于30份；书写大病历不少于15份。

2）在上级医师指导下完成以下手术：

手术名称	最低例数	手术名称	最低例数
软组织脓肿切开引流术	1	胸腔闭式引流术	1
腹腔引流术	1	清创缝合术	10
阑尾切除术	10	嵌顿性腹股沟斜疝手术	1
肠套叠手法复位术	1	淋巴结活检术	1

3）参加各种急症外科手术。

（二）普通外科（4个月）

1．轮转目的

掌握：普外科病儿的查体，普外科病儿手术前后处理（术前医嘱、术前准备、术后医嘱）及术后并发症处理。

熟悉：小儿普外各种常见病、多发病的发病机制、临床特点、诊断与鉴别诊断要点、治疗原则以及随访规范；外科基本用药。

了解：普通外科少见病和罕见病的临床特点、诊断与鉴别诊断及治疗原则；腹腔镜手术基本理论；普通外科危重病人的抢救原则。

2．基本要求

掌握普通外科扩肛，胆引管、腹引管的拔除等技术；熟悉普通外科常用的诊疗操作技术，如巨结肠洗肠、腹腔穿刺等；了解普通外科特殊诊疗方法和技术，如结肠镜检查和活组织检查、排便训练等。

（1）学习病种及例数

病种	最低例数	病种	最低例数
甲状腺舌管囊肿与瘘	2	大网膜囊肿	1
腮源性囊肿与瘘	2	病理性脾切除	1
先天性巨结肠	3	先天性胆总管囊肿	4
直肠及结肠息肉	1	腹股沟斜疝	10
肛瘘	1	小儿门脉高压症	1
肛门失禁	1	卵黄管发育异常：脐茸、脐窦、脐肠瘘、卵黄管囊肿、梅克尔憩室等	1
肠系膜囊肿	1		

（2）临床操作技术

1）书写住院病历不少于 20 份；书写大病历不少于 10 份。

2）在上级医师指导下或辅助上级医师完成普外科手术：

手术名称	最低例数	手术名称	最低例数
腹股沟疝疝囊高位结扎	5	肛瘘挂线术	1
先天性巨结肠	1	先天性胆总管囊肿	1
腮源（或甲状舌骨）囊肿或瘘	1		

3）参加所管床位患者普外科手术。

（三）骨科（4 个月）

1．轮转目的

掌握：骨外科病儿的查体，骨外科病儿手术前后处理（术前医嘱、术前准备、术后医嘱）及术后并发症处理，常见骨科创伤的初步处理。

熟悉：小儿骨外科各种常见病、多发病的发病机制、临床特点、诊断与鉴别诊断要点、治疗原则以及随访规范；骨外科术后功能锻炼要点。

了解：骨外科少见病和罕见病的临床特点、诊断与鉴别诊断及治疗原则；经胸或胸腹联合手术术后监护；脊柱后路矫形术后监护；复杂骨创伤的抢救及治疗。

2．基本要求

掌握关节腔穿刺、石膏固定、皮牵引、骨牵引、锁骨骨折"8"字绷带固定、桡骨小头半脱位手法复位；熟悉骨外科常用的诊疗操作技术，如伊氏架及各种外固定支架固定术等；了解骨外科特殊诊断方法和技术，如 C 形臂下骨折复位固定等。

（1）学习病种及例数

病种	最低例数	病种	最低例数
先天性肌性斜颈	2	膝内翻和膝外翻	1
狭窄性腱鞘炎	2	赘生指和并指畸形	1
桡骨小头半脱位	5	大脑性瘫痪后遗症	1
急性、慢性血源性骨髓炎	1	肢体不等长	1
急性化脓性关节炎	1	先天性胫骨假关节	1
脊柱侧弯	2	骨软骨瘤	1
脊柱后突	1	创伤性或病理性骨折	5
发育性髋关节脱位	2	先天性马蹄内翻足	2

（2）临床操作技术

1）书写住院病历不少于 20 份；书写大病历不少于 10 份。

2）在上级医师指导下完成骨外科手术：

111

手术名称	最低例数	手术名称	最低例数
狭窄性腱鞘炎松解术	2	血源性骨髓炎切开引流术	1
胸锁乳突肌切断术	2	常见部位骨折手法复位、外固定术	3
赘生指切除术	2	常见部位骨牵引	2

3）参加所管床位患者骨外科手术。

（四）肿瘤外科（3 个月）

1. 轮转目的

掌握：肿瘤外科病儿的病史采集及查体，肿瘤外科病儿手术前后处理（术前医嘱、术前准备、术后医嘱）及术后并发症处理；常见肿瘤留取各种临床标本的要求。

熟悉：小儿肿瘤外各种常见病、多发病的发病机制、临床特点、诊断与鉴别诊断要点、治疗原则以及随访规范；常见小儿恶性肿瘤的化疗、放疗原则。

了解：肿瘤外科少见病和罕见病的临床特点、诊断与鉴别诊断及治疗原则；肿瘤外科专业危重抢救，包括腹部巨大肿瘤切除术、肿瘤破裂出血；恶性肿瘤化疗所致各种并发症的处理。

2. 基本要求

掌握肿瘤外科浅表淋巴结活检等技术；熟悉肿瘤外科常用的诊疗操作技术，如血管瘤、淋巴管瘤的注药疗法等；了解肿瘤外科特殊诊疗方法和技术，如肿瘤活组织检查等。

（1）学习病种及例数

病种	最低例数	病种	最低例数
血管瘤	2	胰腺肿瘤	1
淋巴管瘤	2	肾上腺肿瘤	1
神经母细胞瘤	2	卵巢肿瘤	1
畸胎瘤（骶尾部畸胎瘤、腹膜后畸胎瘤）	1	软组织肉瘤	1
肝脏肿瘤	1		

（2）临床操作技术

1）书写住院病历不少于 20 份；书写大病历不少于 5 份。

2）在上级医师指导下完成肿瘤外科手术：

手术名称	最低例数	手术名称	最低例数
淋巴结活检术	3	肿瘤活检术	5
局限性肿瘤切除术	3		

3）参加所管床位患者肿瘤外科手术。

（五）新生儿外科（3个月）

1．轮转目的

掌握：新生儿外科病儿的查体，新生儿外科病儿手术前后处理（术前医嘱、术前准备、术后医嘱）及术后并发症处理；新生儿水电解质失衡的诊断及液体疗法。

熟悉：新生儿外科各种常见病、多发病的发病机制、临床特点、诊断与鉴别诊断要点、治疗原则以及随访规范；常见新生儿急症处理。

了解：新生儿外科少见病和罕见病的临床特点、诊断与鉴别诊断及治疗原则；新生儿心、肺、脑复苏；新生儿巨结肠危象；新生儿应激性溃疡；新生儿重症感染。

2．基本要求

掌握新生儿外科静脉取血、肛查等技术；熟悉新生儿外科常用的诊疗操作技术，如新生儿外科营养支持疗法，包括肠外营养、肠内营养、深静脉及 PICC 管留置等；了解新生儿外科特殊诊疗方法和技术，如直肠黏膜活检等。

（1）学习病种及例数

病种	最低例数	病种	最低例数
先天性食管闭锁及气管食管瘘	1	新生儿脐炎	1
先天性肥厚性幽门狭窄	2	新生儿出血性坏死性小肠炎	1
先天性肠旋转不良	1	环形胰腺	1
先天性肠闭锁及肠狭窄	1	先天性膈疝	1
先天性巨结肠	2	新生儿消化道穿孔	1
先天性直肠肛门畸形	4	腹膜炎	1
脐膨出或腹裂	1	胆道闭锁	1

（2）临床操作技术

1）书写住院病历不少于 20 份；书写大病历不少于 5 份。

2）在上级医师指导下或辅助上级医师完成新生儿外科手术

手术名称	最低例数	手术名称	最低例数
幽门环肌切开术	2	低位无肛肛门后切术	2
肛旁脓肿切开引流术	2	十二指肠梗阻类手术	1
先天性肠闭锁或狭窄	1		

3）参加所管床位新生儿患者外科手术。

（六）泌尿外科（3个月）

1．轮转目的

113

掌握：泌尿外科患儿的病史采集及查体，泌尿外科患儿手术前后处理（术前医嘱、术前准备、术后医嘱）及术后并发症处理。

熟悉：泌尿外各种常见病、多发病的发病机制、临床特点、常用检查手段、诊断与鉴别诊断要点、治疗原则以及随访规范；急性尿潴留、各种阴囊急症的初步处理。

了解：泌尿外科少见病和罕见病的临床特点、诊断与鉴别诊断及治疗原则；泌尿生殖系损伤的初步处理。

2. 基本要求

掌握泌尿外科留置导尿管、包皮粘连分离术、膀胱造瘘管、肾造瘘管、尿道支架管拔除等技术；熟悉泌尿外科常用的诊疗操作技术，如嵌顿包茎复位、各种泌尿系造影及阅片等；了解泌尿外科特殊诊疗方法和技术，如膀胱镜检、尿道扩张、尿动力学检查等。

（1）学习病种及例数

病种	最低例数	病种	最低例数
包茎	3	先天性巨输尿管	1
隐睾	3	膀胱输尿管反流	1
鞘膜积液	3	尿道下裂	3
精索静脉曲张	1	肾母细胞瘤	1
先天性肾积水	3	睾丸肿瘤	1
膀胱输尿管反流	1	尿道狭窄	1
后尿道瓣膜症	1	尿道上裂，膀胱外翻	1
前尿道瓣膜及憩室	1	输尿管开口异位	1
肾、输尿管重复畸形	1		

（2）临床操作技术

1）书写住院病历不少于20份；书写大病历不少于5份。

2）在上级医师指导下完成泌尿外科手术

手术名称	最低例数	手术名称	最低例数
包皮环切术	3	膀胱造瘘术	1
睾丸固定术	3	鞘状突高位结扎	3

3）参加所管床位患者泌尿外科手术。

（七）神经外科（3个月）

1. 轮转目的

掌握：神经外科患儿的病史采集及查体；神经外科患儿手术前后处理（术前医嘱、术前准备、术后医嘱）及术后并发症处理。

熟悉：神经外科各种常见病、多发病的发病机制、临床特点、诊断与鉴别诊断要点、治疗原则以及随访规范。

了解：神经外科少见病和罕见病的临床特点、诊断与鉴别诊断及治疗原则；颅脑、脊髓手术术后监护；癫痫持续发作的治疗原则；颅内高压及脑疝的抢救及监护。

2. 基本要求

掌握神经外科腰椎穿刺、脑室穿刺技术；熟悉神经外科常用的诊疗操作技术，如脑室外引流、脑室腹腔引流等。

（1）学习病种及例数

病种	最低例数	病种	最低例数
脊膜膨出及脊髓脊膜膨出	2	颅内占位病变	1
脑膜膨出及脑膜脑膨出	1	脊髓肿瘤	1
脑积水	2	颅脑外伤	2
脊髓栓系综合征	1	脊髓纵裂	1
颅内出血	2		

（2）临床操作技术

1）书写住院病历不少于 20 份；书写大病历不少于 5 份。

2）在上级医师指导下完成硬膜下腔穿刺及引流术、侧脑室穿刺及引流术至少各 1 例。

3）参加所管床位患者神经外科手术。

（八）心胸外科（3 个月）

1. 轮转目的

掌握：心胸外科患儿的病史采集及查体；心胸外科患儿手术前后处理（术前医嘱、术前准备、术后医嘱）及术后并发症处理。

熟悉：心胸外科各种常见病、多发病的发病机制、临床特点、诊断与鉴别诊断要点、治疗原则以及随访规范；先天性心脏病的病理生理。

了解：心胸外科少见病和罕见病的临床特点、诊断与鉴别诊断及治疗原则；气胸、血胸、心源性休克、心脏压塞的早期发现与初步处理；急、慢性心衰，快速心律失常转复，心肺复苏处理。

2. 基本要求

掌握心胸外科胸腔穿刺技术；熟悉心胸外科常用的诊疗操作技术，如胸腔闭式引流、心包纵隔引流等；了解心胸外科特殊诊疗方法和技术，如临时起搏器的安放、心包穿刺引流等。

（1）学习病种及例数

病种	最低例数	病种	最低例数
漏斗胸	2	常见先天性心脏病	5
鸡胸	1	化脓性心包炎	1
脓胸	1	先天性肺囊性变	1
先天性膈膨升	1	隔离肺	1
先天性膈疝：胸腹裂孔疝、胸骨后疝、食管裂孔疝	1	纵隔肿物：肿瘤与囊肿	1

（2）临床操作技术

1）书写住院病历不少于 20 份；书写大病历不少于 5 份。

2）在上级医师指导下完成心胸外科手术：

手术名称	最低例数	手术名称	最低例数
胸腔闭式引流术	3	心包纵隔引流	2
漏斗胸拔钢针	3	独立开胸、关胸	3

3）参加所管床位患者心胸外科手术。

（九）烧伤整形外科（3个月，不设置烧伤整形外科的基地轮转其他专业）

1. 轮转目的

掌握：烧伤整形外科患儿的查体、烧伤面积的计算；烧伤整形外科患儿手术前后处理（术前医嘱、术前准备、术后医嘱）及术后并发症处理；烧伤患儿的液体疗法。

熟悉：烧伤整形外科各种常见病、多发病的发病机制、临床特点、诊断与鉴别诊断要点、治疗原则以及随访规范；大面积烧烫伤的初步处理。

了解：烧伤整形外科少见病和罕见病的临床特点、诊断与鉴别诊断及治疗原则；烧伤休克、大面积烧伤、烧伤败血症、烧伤合并应激性溃疡、重度烧伤患儿早期切、削痂等治疗。

2. 基本要求

掌握烧伤整形外科普通烧伤换药技术；熟悉烧伤整形外科常用的诊疗操作技术，如 Z 形延长等；了解烧伤整形外科特殊诊疗方法和技术，如大面积烧伤创面处理、各种植皮手术及整形手术等。

（1）学习病种及例数

病种	最低例数	病种	最低例数
烧伤	1	体表血管瘤	2
烫伤	4	体表肿瘤	2
瘢痕挛缩	1	多指畸形	1

（2）临床操作技术

1）书写住院病历不少于 20 份；书写大病历不少于 5 份。

2）在上级医师指导下或辅助上级医师完成烧伤整形外科手术

手术名称	最低例数	手术名称	最低例数
烧伤切痂植皮术	1	体表肿物切除术	3
多指切除术	2	烧伤后瘢痕挛缩的简单整形术	2

3）参加所管床位患儿烧伤整形外科手术。

（十）麻醉科（1 个月）

1. 轮转目的

掌握：麻醉学科的基本理论、基本内容和工作任务。

熟悉：常用麻醉方法的实施、管理、适应证和术前准备；常用监测技术的临床应用。

了解：麻醉机的结构原理和使用方法；儿外科常见手术的麻醉；常见麻醉后合并症的处理原则。

2. 基本要求

掌握心电图、血压、脉搏、呼吸和体温的无创监测技术；心肺脑复苏术。熟悉血气分析、蛛网膜下腔穿刺和硬膜外腔穿刺技术；术中麻醉管理；麻醉与手术的配合技巧；麻醉药使用的剂量、不良反应和处理。了解呼吸机的使用。

在上级医师指导下完成以下麻醉及临床相关操作技术：

麻醉或技术操作名称	最低例数	麻醉或技术操作名称	最低例数
喉罩	2	气管插管全麻	5
椎管内麻醉	2	面罩给氧、机械通气	10

（十一）ICU（1 个月）

1. 轮转目的

掌握：呼吸治疗（包括氧治疗、拍背吸痰等物理治疗措施及机械通气等）和循环支持治疗的适应证、基本方法以及常用药物的应用。

熟悉：危重患儿术后生理功能改变，包括呼吸、循环、肝肾功能、水电解质平衡变化以及全身应激反应；急危重症患儿的抢救治疗全过程、监护与管理及营养支持。

了解：常用监测技术的适应证、操作技能及临床应用。

2. 基本要求

掌握人工呼吸、胸外心脏按压、电除颤等常用临床复苏技术。熟悉常用监测技术的操作技术。了解呼吸机的操作和使用。

在上级医师指导下参与管理重症病人至少3例；机械通气治疗至少3例。

（十二）医学影像（1个月）

1. 轮转目的

掌握：人体各年龄段、各系统的正常X线、CT、MRI解剖学特点及其报告的书写规范；常见病造影的适应证，造影方法，能对常见急腹症及外伤进行诊断；放射防护规则和要求；腹部超声检查的适应证和腹部超声解剖学。

熟悉：儿外科常用X线、CT、MRI机的原理和应用；对患儿各部位投照的放射防护常规和操作；儿外科常见病的腹部超声表现、诊断及鉴别诊断。

了解：X线、CT、MRI投照技术及数字化处理技术；超声原理、仪器的特点，基本操作和腹部超声诊断的知识。

2. 基本要求

超声引导下穿刺3例。

（十三）病理科（可选1个月）

1. 轮转目的

掌握：病理标本取材，常规染色和特殊染色，免疫组化，阅片。

熟悉：儿外科常见病的病理特点和诊断。

了解：电镜和PCR知识。

2. 基本要求

标本取材和阅片。

（十四）教学、科研能力培训

3年内应参加一定的临床教学工作；阅读国外文献，写出一定水平的文献综述或读书报告1篇。

四、推荐阅读书刊

1. 李仲智. 临床诊疗指南——儿外科分册. 第1版. 北京：人民卫生出版社，2005

2. 中华医学. 临床技术操作规范——儿外科分册. 第1版. 北京：人民军医出版社，2005

3. 国家卫生部医政司主审. 国家执业医师、护师"三基"训练丛书——临床医学分册. 第1版. 北京：人民军医出版社，2009

4. 张金哲，潘少川，黄澄如. 实用儿外科学. 第1版. 杭州：浙江科学技术出版社，2003

5. 王果，潘少川. 儿外科手术图谱. 第1版. 郑州：河南科学技术出版社，1994

6. 胡亚美，江载芳. 诸福棠实用儿科学. 第 7 版. 北京：人民卫生出版社，2005

7. 施诚仁，金先庆，李仲智. 儿外科学. 第 4 版. 北京：人民卫生出版社，2010

8. Jay L. Grosfeld, James A. O'Neill. Jr, Eric W. Fonkalsrud et al. Pediatric Surgery. Sixth Edition. Mosby 2006

9. 中华儿外科科杂志. （ISSN 0253-3006）

10. 临床儿外科杂志. （ISSN 1671-6353）

11. 实用儿科临床杂志. （ISSN 2095-428X）

12. Journal of Pediatric Surgery. （ISSN 0022-3468）

修　订：北京市住院医师规范化培训儿外科专科委员会

审　定：北京市住院医师规范化培训工作指导委员会

儿
外
科

康复医学科培训细则

康复医学是现代医学的重要组成部分，是以疾病、损伤导致的躯体功能与结构障碍、个体活动以及参与能力受限的患者为服务对象，以提高伤、病、残患者的功能与能力、改善患者生存质量为服务宗旨的医学学科，包括神经康复、骨关节康复、内科康复、儿童康复等专业。康复医学的特点是不仅针对疾病本身，更注重伤病后身体功能、个体活动功能和社会参与功能障碍的改善。

一、培训目标

通过规范化培训，使住院医师掌握本学科的基础理论、基本知识和基本技能，掌握本学科常见的伤病和（或）残障的功能评定、康复治疗方法，掌握相关专科的临床诊疗常规，熟悉康复医疗团队的合作工作模式。培训结束时，受训住院医师应具有初步独立从事康复医学科临床工作的能力，同时具备一定的教学与科研能力。

二、培训方法

住院医师在康复医学科和其他相关临床学科的临床实践中，学习专业理论知识，学习规范的临床工作流程及基本操作技能，完成规定的病种和基本技能操作，填写《住院医师规范化培训登记手册》；参与临床教学与科研工作。

第1年，在相关临床科室轮转，总计12个月。重点了解并熟悉神经内科、神经外科、骨科和内科临床诊疗的基本原则和方法。临床病历的书写参照相应轮转科室大病历的书写规范执行。

相关临床科室轮转科室与时间安排（共12个月）

科室	时间（月）	科室	时间（月）
内科		神经内科	2
心内科	1	神经电生理	1
呼吸内科	1	神经外科	1
内分泌科	1	骨科	3
ICU	1	放射科	1

上述轮转时间和顺序，可根据各培训基地具体情况适当调整，但不能缺项。

第2～3年，在康复医学专业进行临床实践，总计21个月。重点为神经康复、骨关节康复、内科康复、儿童康复等。康复病历的书写参照康复病历的书写规范。

康复医学科各专业轮转时间安排（共21个月）

专业	时间（月）	专业	时间（月）
康复评定与治疗技术		神经康复	6
运动疗法	2	骨科康复	4
物理因子治疗	1	内科康复	1
作业疗法	2	儿童康复	1
言语治疗与吞咽障碍治疗	1	康复门诊	3

另留 3 个月机动时间，可根据所在基地条件及住院医师自身情况选择轮转心理、假肢矫形及其他相关专业。

三、培训内容与要求

（一）相关临床科室轮转

1. 心内科和呼吸内科（各 1 个月）

（1）轮转目的

掌握：心内科和呼吸内科常见病及其并发症的临床检查、诊断、治疗和预防的基本原则与方法；规范、系统的全身体格检查；心电图的原理、操作与正常及常见异常图像的特点。

熟悉：心功能和呼吸衰竭的纠正。

了解：心律失常和哮喘的处理。

（2）基本要求

1）学习病种及例数

病种	最低例数	病种	最低例数
高血压病	5	肺部感染	5
冠心病	3	慢性阻塞性肺部疾病	3

2）临床操作技能及例数

操作技术名称	最低例数	操作技术名称	最低例数
规范完整的全身体格检查	10	动脉血采集	2
心电图操作与阅读	5	血气分析报告解读	2
胸部 X 线平片	4	心肺复苏技术	2
肺部 CT	2		

（3）较高要求（在基本要求的基础上还应学习以下疾病和技能）

1）学习病种及例数

病种	最低例数	病种	最低例数
心律失常	1	哮喘	1
心力衰竭	1	呼吸衰竭	1

2）临床操作技能及例数

操作技术名称	最低例数	操作技术名称	最低例数
动态心电图（了解）	1	肺通气功能评定	1
动态血压（了解）	1		

2．内分泌科（1个月）

（1）轮转目的

掌握：糖尿病及甲状腺功能亢进症的诊断标准和治疗原则。

熟悉：食物热量计算及快速血糖测定方法。

了解：糖尿病饮食疗法。

（2）基本要求

1）学习病种及例数

病种	最低例数	病种	最低例数
糖尿病	5	甲状腺功能亢进	2

2）临床操作技能及例数

操作技术名称	最低例数	操作技术名称	最低例数
快速血糖测定	5	糖耐量试验	2

（3）较高要求（在基本要求的基础上还应学习以下疾病和技能）

了解：糖尿病并发症的诊断及处理；糖尿病酮症酸中毒和非酮症糖尿病昏迷诊断及处理原则。

3．重症监护病房（1个月）

（1）轮转目的

掌握：常见危重症的诊断和紧急处理；感染和抗菌药物的临床应用；动脉血气分析及酸碱平衡。

熟悉：常用急救药物（心肺复苏及血管活性药、降压药、抗心律失常药、解痉平喘药等）的指征、副作用和临床应用；营养支持的适应证和临床应用。

了解：多器官功能障碍综合征（MODS）。

122

（2）基本要求

管理住院病人数不少于 5 例，其中全程管理不少 2 例。

1）学习病种及例数

病种	最低例数	病种	最低例数
重症肺炎	2	休克	1
颅内高压或脑疝	1	多脏器功能不全	1
严重水、电解质、酸碱平衡紊乱	2	急性呼吸衰竭、呼吸窘迫综合征	1

2）临床操作技能及例数

操作技术名称	最低例数	操作技术名称	最低例数
心肺复苏术（包括除颤）	2	气管插管	1
高级心脏生命支持（ACLS）	2	心肺监护	1

（3）较高要求（在基本要求的基础上还应学习以下疾病和技能）

熟悉：呼吸机的临床应用。

4. 神经内科（2 个月）

（1）轮转目的

掌握：神经内科常见疾病的发病机制、临床表现、诊断（定位、定性）与鉴别诊断，以及治疗原则；正规、系统的神经系统检查；头部 CT、MRI、MRA 等神经影像学定位，脑血管病影像学改变。

熟悉：神经系统解剖知识；腰椎穿刺的适应证、禁忌证及操作方法。

了解：神经系统少见病的临床特征。

（2）基本要求

1）学习病种及例数

病种	最低例数	病种	最低例数
脑血管病（各种类型）	10	帕金森病	1
周围神经病	1	痴呆	1
急性脊髓炎	1	癫痫	1

2）临床操作技能及例数

操作技术名称	最低例数	操作技术名称	最低例数
规范完整神经系统体格检查与定位	10	脑电图阅读	5
肌电图阅读	5	头颅和脊髓 CT 阅片	20
诱发电位阅读	5	头颅和脊髓 MRI 阅片	20

康复医学科

（3）较高要求（在基本要求的基础上还应学习以下疾病和技能）

了解：运动神经元病、多系统萎缩、多发硬化及脑炎的发病机制、临床表现、诊断与鉴别诊断、治疗原则以及影像学表现；经颅多普勒超声检查的临床意义。

5．神经电生理室（1个月）

（1）轮转目的

掌握：神经电生理检查方法的适应证及注意事项；常见中枢性和周围性神经损伤的肌电图表现；各种诱发电位及典型癫痫波的脑电图识别。

熟悉：神经电生理检查结果的临床意义。

了解：肌源性和神经肌肉接头疾病的肌电图特征。

（2）基本要求

判读肌电图、诱发电位及脑电图至少各10例。

6．神经外科（1个月）

（1）轮转目的

掌握脑外伤、开颅术后和脊髓疾病等神经外科常见病的定位、定性诊断，头颅、脊髓的CT、MRI读片，临床治疗要点、并发症的防治以及重症监护患者的管理方法；腰椎穿刺的适应证、禁忌证及操作方法；外科换药方法及无菌操作注意事项。

（2）基本要求

1）学习病种及例数

病种	最低例数	病种	最低例数
脑出血（蛛网膜下腔出血、颅内血肿、血管畸形等）	4	脊髓疾病（脊髓血管畸形等）	2
颅脑损伤	4		

2）临床操作技能及例数

操作技术名称	最低例数	操作技术名称	最低例数
外科换药	10	头颅、脊髓CT、MRI阅片	10
腰椎穿刺	2		

（3）较高要求（在基本要求的基础上还应学习以下疾病和技能）

有条件的基地尽量安排在神经外科重症监护室轮转1～2周，学习重度颅脑损伤等重症患者的管理方法。

7．骨科（3个月）

主要在骨科病房轮转，参与门诊及急诊工作。

（1）轮转目的

掌握：骨科常见疾病的发病机制、临床表现、骨骼肌肉系统体格检查；常见骨科疾病的 X 线片、CT、MRI 读片，诊断与鉴别诊断，治疗原则（包括手术指征、并发症处理）。

熟悉：四肢脊柱的功能解剖。

了解：骨科少见病的临床特征。

（2）基本要求

1）学习病种及例数

病种	最低例数	病种	最低例数
颈椎病	3	骨折（各个部位）	6
腰椎间盘突出症	4	骨质疏松症	2
腰椎管狭窄症	3	骨关节炎	5
软组织损伤	3	脊髓损伤	3

2）临床操作技能及参与手术例数

操作技术名称	最低例数	手术（参与）	最低例数
规范完整的骨骼肌肉系统体格检查	20	脊柱手术	3
换药、拆线	20	关节置换术	3
脊柱四肢的 X 线、CT、MRI 阅片	20	骨折手术	3
		关节镜手术	2

（3）较高要求（在基本要求的基础上还应学习以下疾病和技能）

了解：手外伤、骨髓炎、骨结核、股骨头坏死、骨肿瘤、脊柱侧弯、腰椎滑脱症等的发病机制、临床表现、影像学表现、诊断与鉴别诊断、治疗原则、手术指征。

8. 放射科（1 个月）

（1）轮转目的

掌握：脑、脊髓、脊柱、四肢关节及肺部常见疾病的 X 线、CT 和 MRI 的读片。

了解：X 线、CT、MR 影像诊断的原理、基本知识；普通 X 线透视的适应证。

（2）基本要求

学习不同病种基本影像学表现及例数

X 线		CT		MR	
病种或部位	最低例数	病种或部位	最低例数	病种或部位	最低例数
四肢骨折	10	头部	10	头部	10
骨关节	10	颈椎	5	脊柱	5
颈椎病	5	腰椎	5	MRA	5
腰椎病	5	胸部	5		
肺部感染	5				

（二）康复医学科内各专业轮转

1. 康复评定与治疗技术（6个月）

（1）轮转目的

掌握：康复医学专科的基本理论、基本知识和基本技能；初步掌握康复医学科各种治疗技术；重点掌握各种康复评定方法。

熟悉：常用物理治疗、作业治疗、语言治疗、康复评定技术的特点、适应证和使用注意事项。

了解：康复治疗设备的特点、应用方法和安全技术；康复医学科治疗室工作的组织管理。

（2）基本要求

1）临床操作技能及例数

操作技术名称	最低例数
运动疗法	
关节活动度检查（ROM）与关节活动度训练	5
徒手肌力检查（MMT）与肌力训练	5
偏瘫的 Brunnstrom 分期评估	5
神经肌肉易化技术与运动再学习	5
异常步态分析（目测）与步行训练	5
转移训练	5
平衡与协调的评定和训练	5
肌张力评定及痉挛处理	5
深、浅感觉评定与训练	5
耐力的基本评测及有氧运动训练原则（6分钟步行试验和原则）	5
关节松动术	5
物理因子治疗	
低、中频电疗及神经肌肉电刺激	8
短波、超短波、微波治疗	10
红外线、紫外线、低能激光疗法	10
超声疗法	5
磁疗	5
蜡疗	5
颈、腰椎牵引	5

操作技术名称	最低例数
作业疗法	
功能性作业治疗	5
日常生活活动（ADL）的评估及日常生活能力训练	5
知觉与认知障碍筛查	5
记忆障碍的评定与训练	5
言语治疗与吞咽障碍治疗	
言语语言障碍筛查（失语症、构音障碍及儿童语言发育迟缓）	3
构音障碍评定与治疗	2
吞咽障碍的初步筛查：床旁饮水试验	5
吞咽障碍进食的初步指导	5

（3）较高要求（在基本要求的基础上还应学习以下疾病和技能）

掌握：心肺功能评定与训练、耐力训练、等速肌力测定与训练；肌电生物反馈疗法技术。

熟悉：步态分析、吞咽功能的评估、失认症评定、失用症评定、失语症评定、认知障碍训练技术。

临床操作技能及例数

操作技术名称	最低例数	操作技术名称	最低例数
运动疗法		作业疗法	
步态分析	2	注意障碍评定	2
等速肌力测定与训练	2	偏侧忽略评定	2
运动负荷试验	2	认知障碍训练	3
机器人辅助训练	2	言语治疗与吞咽障碍治疗	
物理因子治疗技术		失语症评定与治疗	3
肌电生物反馈疗法、功能电刺激	4	吞咽障碍评定与治疗	2

2. 神经康复（6个月）

（1）轮转目的

掌握：神经康复常见疾病的发病机制、临床表现、影像学表现、诊断及鉴别诊断要点；全面、系统的康复评定、治疗原则；常见合并症及并发症的防控原则和方法；全面、完整的康复计划的制定。

康复医学科

（2）基本要求

1）学习病种及例数

病种	最低例数	病种	最低例数
脑梗死	15	创伤性颅脑损伤	8
脑出血	5	神经系统其他疾病（脑脊髓炎、肿瘤、帕金森病、多发硬化、吉兰-巴雷综合征等）	5
脊髓损伤	5		

2）临床操作技能及例数

操作技术名称	最低例数	操作技术名称	最低例数
规范完整的体格检查与康复评定	30	头颅 CT、MRI 阅片	50
康复计划制定	30	脑血管病二级预防健康宣教	20
康复处方的书写	30		

（3）较高要求（在基本要求的基础上还应学习以下疾病和技能）

掌握：意识障碍患者的康复评定、促醒及综合治疗，伴有多种合并症、并发症患者的综合治疗；肉毒素注射技术的适应证及临床操作。

1）学习病种及例数

病种	最低例数	病种	最低例数
意识障碍康复	2	神经科疾病并发症（肺部感染、泌尿系感染、颅内感染、压疮、直立性低血压、下肢深静脉血栓、骨质疏松等）	4
神经科疾病伴合并症（冠心病、心房纤颤、慢性阻塞性肺病等）	2		

2）临床操作技能

肉毒素注射技术。

3. 骨科康复（4 个月）

（1）轮转目的

掌握：骨科康复常见疾病的发病机制、临床表现、影像学表现、诊断及鉴别诊断要点、治疗原则、手术指征；全面、系统的康复评定、保守治疗原则、围手术期及术后分期康复治疗原则、康复方案的制定。

熟悉：骨科康复工作模式，早期康复原则及方法。

了解：骨科少见病的康复原则。

康复医学科

（2）基本要求

1）学习病种及例数

病种	最低例数	病种	最低例数
颈椎病	5	脊柱术后	3
腰椎间盘突出症及腰椎管狭窄	6	关节置换术后	4
骨关节炎	5	关节镜术后（肩袖修复、韧带重建、半月板修整/修复等）	3
骨折（各个部位）术后	5		

2）临床操作技能及例数

操作技术名称	最低例数	操作技术名称	最低例数
规范完整的体格检查与康复评定	20	脊柱及四肢的 X 线、CT、MRI 阅片（尤其是术后）	20
换药、拆线	10		

（3）较高要求（在基本要求的基础上还应学习以下疾病和技能）

掌握：手外伤、骨髓炎、骨结核、股骨头坏死、骨肿瘤、脊柱侧弯、腰椎滑脱症等的发病机制、临床表现、影像学表现、诊断与鉴别诊断、治疗原则、手术指征；全面、系统的康复评定、非手术治疗原则、围术期及术后分期康复治疗原则、康复方案的制定；局部封闭及关节腔内注射技术的适应证和临床操作。

1）学习病种及例数

病种	最低例数	病种	最低例数
手外伤	2	骨肿瘤	1
骨髓炎	1	脊柱侧弯	1
骨结核	1	腰椎滑脱症	1
股骨头坏死	1		

2）临床操作技能及例数

操作技术名称	最低例数	操作技术名称	最低例数
局部封闭治疗	2	关节腔注射治疗	2

4．内科康复（1 个月）

（1）轮转目的

掌握：心内科和呼吸内科常见疾病康复评定的基本原则和内容、康复治疗的手段和内容；能够制订完整的康复医疗计划及治疗方案。掌握康复医学专业病历和处方的规范要求并书写病历和处方。

熟悉：康复治疗方法的具体操作。

了解：康复医学科病房工作的组织管理。

（2）基本要求

1）学习病种及例数

病种	最低例数	病种	最低例数
冠心病	2	慢性阻塞性肺疾病	2

2）临床操作技能及例数

操作技术名称	最低例数	操作技术名称	最低例数
有氧运动处方的制定	4	雾化治疗	1
各种呼吸技术的指导	2	氧疗	1
各种排痰技术的指导	2		

（3）较高要求（在基本要求的基础上还应学习以下疾病和技能）

学习病种：急性心肌梗死康复，2 例以上。

5. 儿童康复（1 个月）

（1）轮转目的

掌握：脑性瘫痪的定义、分型、高危因素及流行病学概况，制定康复评定的基本原则和内容、康复治疗的原则和基本内容；能够制订完整的康复医疗计划及治疗方法；康复医学专业病历和处方的规范要求并书写病历和处方。

熟悉：常用评定方法和治疗方法。

了解：康复医学科病房工作的组织管理。

（2）基本要求

1）学习病种

脑性瘫痪，2 例以上。

2）临床操作技能及例数

操作技术名称	最低例数	操作技术名称	最低例数
改良 Ashworth 量表	2	痉挛的处理	2

（3）较高要求（在基本要求的基础上还应学习以下疾病和技能）

1）学习病种

发育迟缓，至少 1 例。

2）临床操作技能

改良 Tardieu 痉挛评测，至少 1 例。

6. 康复医学门诊（3个月）

（1）轮转目的

掌握：康复院校门诊常见病的基本理论及知识、临床诊断及鉴别诊断要点、临床治疗原则；康复评定与康复治疗；规范书写康复医学专业门诊病历及处方。

2. 基本要求

1）学习病种及例数

病种	最低例数	病种	最低例数
急、慢性软组织损伤	20	小儿脑瘫	5
颈椎病（非手术治疗或术后）	20	骨髓炎及其他骨骼感染性疾病	3
腰椎间盘突出症(非手术治疗或术后)	20	周围神经伤病	5
腰椎管狭窄症（非手术治疗或术后）	20	类风湿性关节炎	3
四肢术后	15	皮肤及皮下软组织感染	4
脑卒中	20	胸腔腹腔盆腔炎症	3
脑外伤	5	伤口感染或愈合不良	2

2）临床操作技能及例数

操作技术名称	最低例数	操作技术名称	最低例数
书写门诊病历	20	书写康复处方	20

（3）较高要求（在基本要求的基础上还应学习以下疾病和技能）

掌握：脊椎骨折及脊髓损伤术后、帕金森病、急性炎症性脱髓鞘性多发性神经根炎、阿尔茨海默病、强直性脊柱炎、慢性溃疡或炎症的康复门诊处理原则。

学习病种及例数

病种	最低例数	病种	最低例数
脊椎骨折及脊髓损伤术后	4	阿尔茨海默病	2
帕金森病	2	强直性脊柱炎	2
急性炎症性脱髓鞘性多发性神经根炎	2	慢性溃疡或炎症	2

7. 心理科（选轮，1个月）

（1）轮转目的

掌握：心理科常见情绪障碍的评价方法。

熟悉：损伤后心理分期及临床表现。

了解：心理科常见情绪障碍的常用心理治疗方法。

康复医学科

（2）基本要求

1）学习病种及例数

病种	最低例数	病种	最低例数
抑郁状态	2	焦虑状态	2

2）临床操作技能及例数

操作技术名称	最低例数	操作技术名称	最低例数
抑郁量表评价	2	焦虑量表评价	2

（3）较高要求

掌握：心理科常见情绪障碍——抑郁和焦虑的诊断标准并熟悉其常用治疗方法。

8. 假肢与矫形器（选轮，1个月）

轮转目的：

了解：假肢、矫形器、自助具、助行器和轮椅的作用和适应证；重点了解上、下肢和脊柱矫形器的适应证及安装假肢后的康复训练原则。

备注：ICU、神经电生理、认知及康复评定、康复门诊等相关内容的完成，各培训基地可根据各基地科室安排情况进行适当调整，但相关内容必须完成。

（三）外语、教学、科研等能力的要求

能阅读专业英文文献和进行简单的医学英语对话；能对实习和见习医师进行专业理论指导；在上级医师指导下可从事一定的教学、科研工作。

培训期间参加本专业及相关专业知识的学习，具体要求：讲座、讲课，≥6次/年；病例讨论，≥4次/年；文献报告会，≥2次/年。

四、推荐阅读书刊

1. 卓大宏. 中国康复医学. 北京：华夏出版社，最新版

2. 王茂斌. 全国专科医师培训规划教材——康复医学. 北京：人民卫生出版社，最新版

3. 南登崑，黄晓琳. 实用康复医学. 北京：人民卫生出版社，最新版

4. 王宁华，宋为群主译. 物理医学与康复秘要. 北京：人民卫生出版社，最新版

5. 励建安，毕胜，黄晓琳主译. 康复医学：理论与实践. 北京：人民卫生出版社，最新版

6. 中国医师协会. 国家执业医师、护师"三基"训练丛书——临床医师分册、医学检验和医学影像分册. 北京：人民军医出版社. 最新版

7. 中华医学会. 临床诊疗指南：物理医学与康复学分册. 北京：人民卫生出版社. 最新版

8. 卫生部. 康复治疗技术操作规范. 最新版

9. 北京医师协会组织编写，王茂斌主编. 康复医学科诊疗常规. 北京：中国医药科技出版社，2012

修　订：北京市住院医师规范化培训康复医学科专科委员会

审　定：北京市住院医师规范化培训工作指导委员会

康复医学科

麻醉科培训细则

麻醉科是一门涉及面广、整体性强的临床平台学科，与其他临床学科关系密切，更是外科手术医疗的基础。麻醉学科的主要任务是在安全的前提下消除手术或诊疗操作对病人所致的疼痛和恐惧，为手术操作提供方便条件，为患者提供舒适、安全、有尊严的医疗保障。麻醉学的理论和技术不仅用于临床麻醉，而且在急救复苏、重症监测治疗和疼痛诊疗中发挥着重要作用。麻醉科住院医师必须要掌握监测、调控和支持人体基本生命功能的基本理论、基本知识和基本技能，也需要了解相关学科的基本医疗知识。

一、培训目标

通过全面、正规、严格的规范化培训，使住院医师打下扎实的麻醉科临床工作基础。能够掌握正确的临床工作方法，准确采集病情、规范书写病历；系统掌握麻醉学相关的基本理论，了解本专业国内外新进展；熟练掌握临床麻醉、重症监测和疼痛诊疗常用的技能。培训结束时，住院医师应具有良好的医德医风、团队精神和人际沟通能力，具备在上级医师指导下从事麻醉科临床工作的能力，为后续阶段住院医师或专科医师（如心脏麻醉、产科麻醉、儿科麻醉、重症监测治疗、疼痛诊疗和体外循环等亚专业）培养奠定良好的基础。

二、培训方法

培训时间为三年。采取在麻醉科各亚专业和非麻醉科室轮转的方式进行。必选和选修科室轮转时间安排见下表：

（一）必选轮转科室及时间（30 个月）

轮转科室	时间（月）	轮转科室	时间（月）
麻醉学亚专业		小儿外科麻醉	3
普外科麻醉	3	门诊和手术室外麻醉	1
骨科麻醉	2	麻醉恢复室	1
泌尿外科麻醉	1	ICU	3
头颈外科麻醉（含 ENT、眼科、口腔、整形等）	3	疼痛诊疗（含术后镇痛）	2
		非麻醉科室	
神经外科麻醉	2	呼吸内科（含呼吸监护室）	2
胸心血管外科麻醉	3	心血管内科（含心脏监护室）	2
妇科麻醉	1		
产科麻醉	1	合　计	30

（二）选修轮转科室（6个月）

麻醉学亚专业（3个月）	其它相关科室（3个月）
小儿外科麻醉	普通外科、骨科、胸心外科
胸心血管外科麻醉（含体外循环）	神经内科、神经外科
疼痛诊疗等	其他相关科室（心电图室、影像科、超声科等）

轮转顺序建议为：

1. 第1年

1～5月（5个月）麻醉科。了解麻醉科临床工作规程，参加临床麻醉基本理论和基本操作技能培训，建立对麻醉病人管理的初步概念；6～12月（7个月）必转科室心内科（含CCU）、呼吸内科（含呼吸监护室），各轮转2个月；其他3个月在普通外科、神经外科、神经内科、胸心外科、骨科、心电图室、影像科、超声科等相关科室中选择1～3个科室轮转，各轮转1～3个月。

2. 第2～3年

参加麻醉科各亚专业的轮转学习，其中在ICU的学习时间为3个月，疼痛诊疗的时间为2个月。

通过管理病人，参加门、急诊工作和各种教学活动，完成规定的病种和基本技能操作数量，学习麻醉学的专业理论知识。要认真填写《住院医师规范化培训登记手册》，规范书写病历，并参与见习/实习医生和住院医师的麻醉科临床教学工作。

三、培训内容与要求

（一）麻醉学亚专业（含ICU和疼痛诊疗，5+21个月，另有3个月机动）

1. 轮转目的

掌握：麻醉学各领域（包括临床麻醉学、危重医学、疼痛学、急救复苏）相关的基础理论，并能与实际工作相结合；临床麻醉学、危重医学和疼痛相关疾病的基本知识；麻醉前病史搜集和病情评估；麻醉方案制订的原则和合并疾病的麻醉前处理原则；正确使用和记录麻醉相关医疗文件的方法；临床麻醉与监测相关技术的操作及流程。基本掌握：术中生命功能的调控和病情变化的迅速正确判断与处理。初步掌握：常见麻醉并发症和术中危急病症的处理原则；术后疼痛治疗及其方案；慢性疼痛的诊断治疗原则和癌性疼痛的治疗原则；危重病人生命功能的监护、重要器官功能的判断和维护；急救复苏的技术和抢救流程。

熟悉：麻醉机及监护仪的基本工作原理。初步熟悉：危重和疑难病人手术的围术期管理、麻醉风险及其预防；慢性疼痛的病因学和鉴别诊断；ICU病人的营养支持；脑死亡的判断。

了解：麻醉学、危重医学和疼痛学领域国内外理论新进展、前沿监测与治疗技术。

2. 基本要求

1）学习内容及例数

项 目	最低例数	项 目	最低例数
普通外科麻醉	120	头颈外科麻醉（含 ENT、眼科、口腔、整形等）	120
骨科麻醉	80		
泌尿外科麻醉	50	门诊和（或）手术室外麻醉	100
神经外科麻醉	60	院内急救	10
心血管麻醉	20	麻醉恢复室（PACU）	40
普胸麻醉	40	急性疼痛治疗（APS）	40
妇科麻醉	40	疼痛门诊和（或）病房	40
产科麻醉	40	重症加强治疗病房（ICU）	15
小儿麻醉 *	120		

* 小儿麻醉至少应在儿外科培训基地的麻醉科轮转 2 个月。

2）操作技能及例数

操作技术名称	最低例数	操作技术名称	最低例数
按麻醉操作分类		按麻醉方式分类	
经口明视气管插管	200	全身麻醉	300
经鼻明视和（或）盲插气管插管	10	椎管内麻醉（其中腰麻）	150（20）
喉罩置入	50	神经阻滞麻醉	50
双腔支气管插管	20	监测下的麻醉管理（MAC）	40
纤维支气管镜（困难气道和双腔管对位）	10（5）		
动脉穿刺置管	60	疼痛诊疗操作	
中心静脉穿刺置管	40	神经阻滞疗法	5
环甲膜穿刺（可在模拟人）	2	局部注射疗法	5
自体血回输（适应证及禁忌证）	20		
控制性降压	5	ICU 操作技术	
直接动脉压监测	20	呼吸机管理	50
中心静脉压监测	20	胸腔穿刺（可在模拟人）	2
血气监测	20		
体温监测	20		

麻醉科

3. 较高要求（在基本要求的基础上还应学习以下临床麻醉和操作技能）

（1）学习内容

麻醉类别	麻醉类别
大血管手术麻醉	神经肌肉疾病病人麻醉
创伤病人麻醉	肾上腺疾病病人的麻醉
器官移植麻醉	血液病病人的麻醉
休克病人麻醉	过度肥胖病人的麻醉

（2）临床知识、技能

操作技术名称	操作技术名称
心肺复苏（掌握）	经食管超声心动图监测
快速气管切开造口术	呼吸功能监测
麻醉深度监测	神经射频微创介入治疗
神经肌肉兴奋传递功能监测	臭氧应用于疼痛治疗
肺动脉压、心输出量、射血分数、氧供需平衡监测	静脉内营养

（二）必选轮转科室

1. 心血管内科（含CCU，2个月）

（1）轮转目的

掌握：心搏骤停的诊断及抢救方法；心衰的分级，心功能分级；如何评估心血管系统代偿能力或储备功能；正确解读冠状动脉造影的报告单及其意义，正确阅读和解释心电图，超声心动图等检查报告。初步掌握：高血压病的诊断，高血压危象的处理；冠心病的诊断和急性心肌缺血、心绞痛、心律失常和心梗的诊断、治疗原则；心力衰竭的诊断与紧急处理原则；室上速和室速的紧急处理；缓慢心律失常的处理原则和植入起搏器的指征。

熟悉：心血管内科常见疾病的病理生理改变和影像学特征；全导联心电图的操作和阅读分析。

了解：心血管内科常见疾病的病因和发病机制；射频消融术和心血管常见疾病介入治疗的指征。

（2）基本要求

1）学习病种及例数

病种	最低例数	病种	最低例数
心律失常	10	心力衰竭	5
高血压病	10	心脏瓣膜病	2
冠心病（心肌梗死、心绞痛）	10		

2）操作技能及例数

操作技术名称	最低例数	操作技术名称	最低例数
管理病床	4 张	全导联心电图（独立操作）	20 次
全病历书写	5 份	超声心动图（阅读分析）	10 例
参加抢救	2 次	心血管造影（阅读分析）	10 例
疑难病案或死亡病案讨论	3 次		

（3）较高要求（在基本要求的基础上还应学习以下疾病和技能）

1）学习病种

病种	病种
先天性心脏病	肺心病
主动脉瘤	心肌炎及心肌病

2）临床知识、技能

操作技术名称	操作技术名称
心脏电复律术（操作）	临时心脏起搏器（了解）
心包穿刺术（了解）	心电生理检查（了解）
超声心动图（了解）	心脏核素检查（了解）
动态心电图（参与）	心脏介入诊治（了解）
运动负荷心电图（参与）	

2．呼吸内科（含呼吸监护室，2 个月）

（1）轮转目的

掌握：如何分析评估肺功能检查报告单，胸部 X 线片和胸部 CT 片的阅读。基本掌握肺功能检查的方法及纤维支气管镜检查、动脉采血，掌握机械通气、氧气治疗等治疗方法。初步掌握呼吸衰竭、急性肺栓塞、支气管痉挛、急性肺水肿的诊断及治疗。

熟悉：呼吸内科常见疾病的病理生理改变，鉴别诊断，诊断和治疗原则。

了解：呼吸内科常见疾病的病因和发病机制；胸膜活检，肺活检等。

（2）基本要求

1）学习病种及例数

病种	最低例数	病种	最低例数
急、慢性支气管炎	5	肺炎	3
支气管哮喘	1	胸腔积液	2
支气管扩张	1	支气管肺癌	1
慢性阻塞性肺疾病	2	咯血	2
自发性气胸	1	呼吸衰竭	2
肺栓塞	1		

2）操作技能及例数

操作技术名称	最低例数	操作技术名称	最低例数
管理病床	3 张	胸部 X 线片（阅读分析）	20 例
全病历书写	5 份	胸部 CT 片（阅读分析）	20 例
参加抢救	2 次	肺功能检查和结果分析	10 例
疑难病案或死亡病案讨论	3 次	氧疗	2 例
动脉血气分析	5 例	无创性机械通气	1 例

（3）较高要求（在基本要求的基础上还应学习以下疾病和技能）

1）学习病种

病种	病种
弥漫性间质性肺疾病	结节病
睡眠呼吸暂停综合征	肺真菌病

2）临床知识、技能

操作技术名称	操作技术名称
支气管镜检查及活检（见习）	支气管肺泡灌洗（见习）
有创机械通气应用	睡眠呼吸监测（参与）

（三）其他相关科室

1. 普通外科（1~3 个月）

（1）轮转目的

掌握：最基本的手术分离和缝合技巧，为在临床麻醉实践中施行有创监测治疗和动物实验打基础，急症和非急症手术的临床处理区别。初步掌握：水、电解质失衡及其纠正的方法和静脉内营养的方法等；普通外科常见多发病的临床表现、诊断和治疗原则，普通外科体检方法和普通外科常用影像学诊断方法。

熟悉：普通外科常见疾病尤其是急性腹膜炎、梗阻性胆管炎和急性坏死性胰腺炎的病理生理改变、手术治疗和术后合并症。

了解：普通外科常见疾病的病因和发病机制。

（2）基本要求

1）学习病种及例数

病种	最低例数	病种	最低例数
甲状腺瘤或结节性甲状腺肿	2	肠梗阻	1
乳腺癌	2	急性阑尾炎	2
腹外疝	2	胆囊结石	2
胃肠道肿瘤	2	肝胆胰肿瘤	1

2）操作技能及例数

操作技术名称	最低例数
管理病床	3 张
全病历书写	5 份
术前检查工作和术前讨论小结	5 份
参加普通外科手术（阑尾切除、体表肿物切除、甲状腺手术、疝修补、开腹探查）	10 台
外科换药或拆线	5 例
疑难病案或死亡病案讨论	2 次

（3）较高要求（在基本要求的基础上还应学习以下疾病和技能）

1）学习病种

病种	病种
急性蜂窝织炎或急性乳腺炎	内、外痔
急性淋巴炎/淋巴结炎、丹毒或静脉炎	肛瘘、肛乳头炎、肛门周围感染
脓肿	全身急性化脓性感染

2）参与手术

操作技术名称	操作技术名称
乳腺癌根治术	结肠切除术
胆囊切除术	肠梗阻、肠切除术
胆管空肠吻合术	胃大部切除术
肝胆胰肿瘤根治性手术	

2. 骨科（1~3个月）

（1）轮转目的

掌握：脊柱四肢的局部解剖，尤其是神经的解剖走行及体表定位；脊柱的 X 线、CT、MR 正常影像特点。初步掌握：骨科常见病、多发病的诊断和治疗原则，尤其是疼痛疾病的诊断及治疗方法。

熟悉：骨科常见手术的手术步骤及对全身状况的影响；骨科手术本身的特点，术后的常规处理内容。

了解：长期卧床，如截瘫病人的病理生理变化。

（2）基本要求

1）学习病种及例数

病种	最低例数	病种	最低例数
常见部位骨折	5	颈、腰椎病	2
常见部位关节脱位	2	骨质疏松	1
腰椎间盘突出症	2	骨与关节感染	1

2）操作技能及例数

操作技术名称	最低例数
管理病床	3 张
全病历书写	5 份
术前检查工作和术前讨论小结	5 份
参加骨科手术（骨折复位外固定、关节脱位复位、内固定取出、清创）	10 台
疑难病案或死亡病案讨论	2 次

（3）较高要求（在基本要求的基础上还应学习以下疾病和技能）

1）学习病种

运动系统慢性损伤、骨肿瘤。

2）临床知识、技能

操作技术名称	操作技术名称
常见部位骨牵引（参与）	脊柱手术
骨折切开复位内固定术（见习）	人工关节置换术
开放性骨折手术	骨肿瘤及软组织肿瘤手术

2. 神经内科（1~3个月）

（1）轮转目的

掌握：神经系统的查体和神经损伤定位，中枢神经损伤定位及周围神经损伤定位的区

140

别。初步掌握颅内高压早期诊断和治疗原则，神经内科常见脑血管疾病、癫痫及老年痴呆的临床表现、诊断和治疗原则。脑死亡的诊断及鉴别。

熟悉：神经系统特殊检查，包括脑电图、肌电图和经颅多普勒的操作及报告分析。

了解：神经内科常见疾病的病因和发病机制。

（2）基本要求

1）学习病种及例数

病种	最低例数	病种	最低例数
脑梗死	2	脊髓压迫症	1
脑出血	2	帕金森病	1
蛛网膜下腔出血	1	重症肌无力	1
癫痫和癫痫持续状态	1	老年痴呆	1

2）操作技能及例数

操作技术名称	最低例数	操作技术名称	最低例数
管理病床	3 张	神经系统查体	10 例
全病历书写	5 份	脑出血、脑梗死的 CT、MRI 影像读片	5 例
疑难病案或死亡病案讨论	2 次		

（3）较高要求（在基本要求的基础上还应学习以下疾病和技能）

1）学习病种

病种	病种
急性脊髓炎	周期性麻痹
多发性神经炎	三叉神经痛
面神经炎	偏头痛
多发性硬化	

2）临床知识、技能

操作技术名称	操作技术名称
脑电图（基本掌握）	肌电图（参与）

3. 胸心外科（1~3 个月）

（1）轮转目的

掌握：阅读分析胸部 X 线片、胸部 CT 片、内镜检查结果、超声心动图、心血管造影结果；肺功能检查结果的临床分析；肺、食管、心脏外科解剖学和生理学基础，胸、心手

141

术对生理的影响。初步掌握：胸心外科常见病的临床表现、诊断、治疗原则，手术适应证的选择。

熟悉：胸心外科术后监护措施和围术期处理原则。

了解：心胸外科特殊检查方法，心血管外科常见疾病的病因和发病机制、术后合并症。

（2）基本要求

1）学习病种及例数

病种	最低例数	病种	最低例数
胸部外伤、血胸、气胸	3	冠状动脉硬化性心脏病	5
肺癌	3	瓣膜性心脏病	2
食管癌	3	先天性心脏病	2
纵隔肿物	2		

2）操作技能及例数

操作技术名称	最低例数	操作技术名称	最低例数
管理病床	3 张	纤支镜检查	10 例
全病历书写	5 份	胸部 X 线片（阅读分析）	10 例
术前检查工作和术前讨论小结	5 份	胸部 CT 片（阅读分析）	10 例
参加常规胸心血管外科手术	10 台	肺功能检查（阅读分析）	10 例
疑难病案或死亡病案讨论	2 次		

（3）较高要求（在基本要求的基础上还应学习以下疾病和技能）

1）学习病种

病种	病种
胸部大血管疾病和手术	心包疾病

（2）临床知识、技能

操作技术名称	操作技术名称
升主动脉置换术	主动脉夹层动脉瘤切除术（见习）

4. 神经外科（1~3 个月）

（1）轮转目的

掌握：神经外科常见病种的发病机制、临床特点、诊断和鉴别诊断及处理原则。

熟悉：常见颅脑损伤的急救处理原则；颅压升高的临床诊断及处理原则。

142

了解：颅内和椎管内肿瘤、颅内和椎管内血管疾病的临床特点、诊断和鉴别诊断以及处理原则。

（2）基本要求

1）学习病种及例数

病种	最低例数	病种	最低例数
颅脑损伤	2	颅脑肿瘤	1
颅内高压	2		

2）操作技能及例数

操作技术名称	最低例数	操作技术名称	最低例数
管理病床	3 张	参加常规脑外科手术	5 台
全病历书写	5 份	伤口换药、拆线	5 例
术前检查工作和术前讨论小结	5 份	脑部 CT 片、MRI（阅读分析）	10 例
疑难病案或死亡病案讨论	2 次		

（3）较高要求（在基本要求的基础上还应学习以下疾病和技能）

1）学习病种

病种	病种
椎管内肿瘤	颅内血管疾病

2）临床知识、技能

操作技术名称	操作技术名称
开颅手术（观摩）	脑室穿刺术（观摩）

4. 其他相关科室

选轮心电图室、影像科、超声科等科室，遵照相关科室的培训要求，重点关注作为疼痛医师需要掌握的内容。至少要会识别心电图（正常 20 例，房颤、AVB、期前收缩、窦性心律失常等各 10 例）；影像要看心、胸、骨骼、四肢、脊柱、头颅影像各 20 例；超声要了解超声基础知识。

（四）外语、教学、科研能力培训

培训期间，住院医师必须完成至少 60 次的住院医师理论课学习，包括在其他临床学科轮转时所参加的学习。培训医师应积极参加各级学（协）会的继续教育课程和学术会议等。参加内容和具体要求见下表。

麻醉科

理论学习具体内容	3 年参加总要求
临床病例讨论（45 分钟/次）	90 个病例
小课（30 分钟/次）	60 次
住院医师理论课（大课）	
一年级课（1 小时/次）	25 次
二年级课（1 小时/次）	20 次
三年级课（1 小时/次）	15 次
读书笔记（1 篇/月）	33 篇近期国内外论文或论著读书笔记
专业医学教育	每年至少参加 1 次国家级继续教育

　　培训期间，住院医师应参加培训基地的教学工作，包括病例讨论、读书报告、科研讨论会、住院医师理论课等，第 2～3 年应酌情参加带教工作。还应积极参加培训基地的临床科研工作，3 年间至少写出临床病例报告 1 篇和综述 1 篇。参加内容和具体要求见下表。

具体内容	3 年参加总要求
教学能力：在病例讨论、读书报告、科研讨论会、住院医师理论课等教学和技能培训中担任助教	总共不小于 10 次
科研能力：综述	1 篇
病例报告	1 篇

　　培训期间，住院医师要积极参加外语俱乐部的学习，能熟练阅读英语文献，并能用英语交流，用英语参与查房及汇报病例。

四、推荐阅读书刊

1. 姚尚龙，王国林. 住院医师规范化培训教材. 第 1 版. 北京：人民卫生出版社，2012
2. 庄心良，曾因明，陈伯銮. 现代麻醉学. 第 3 版. 北京：人民卫生出版社，2004
3. Wilton. 麻省总医院临床麻醉手册. 第 8 版. 北京：科学出版社，2012
4. Miller RD. Miller's Anesthesia. 第 7 版. 北京：爱思唯尔公司，2009

修　订：北京市住院医师规范化培训麻醉科专科委员会

审　定：北京市住院医师规范化培训工作指导委员会

麻醉科

医学影像科培训细则

医学影像学是一门涉及面广、整体性强、发展迅速、独立而成熟的学科。它主要由以下三部分组成：①放射影像学，包括 X 线诊断、X 线造影诊断、计算机体层成像（CT）、磁共振成像（MRI）、介入放射学；②超声医学（US），包括 B 型超声、M 型超声、D 型超声及介入性超声；③核医学，包括核素显像［γ 照相、单光子发射计算机断层显像、正电子发射计算机断层显像（包括符合线路 SPECT)］、功能测定（肾图、甲状腺摄^{131}I 率）、体外放射分析和核素治疗。

一、培训目标

通过 3 年的规范化培训，使住院医师打下扎实的医学影像科临床工作基础，能够掌握正确的医学影像学相关的临床工作方法，了解医学影像学范围内放射医学、超声医学和核医学的现状和发展前景，建立较为完整的现代医学影像概念（包括影像诊断及其治疗）。培训期间，住院医师应通过执业医师资格考试，有良好的职业道德和人际沟通能力。培训结束时，住院医师应具有独立从事医学影像科临床工作的能力，并实现以下培训目标：

1. 拓展医学影像科住院医师的知识范围，熟悉与医学影像领域相关的临床知识，掌握最基本的临床急救技能和方法；明确医学影像学在临床疾病诊治过程中的价值和限度。

2. 在初步掌握专业知识的基础上，熟悉医学影像学诊断中各种常见病的临床表现（症状、体征和实验室检查），明确医学影像学诊断对这些病变的诊断和鉴别诊断价值。

3. 了解适于影像介入治疗和核医学治疗的各种疾病的临床表现、各种治疗方法及应用价值。

二、培训方法

采取在放射科、超声科、核医学科及其他相关临床科室轮转的形式进行。通过管理病人、参加门、急诊工作和各种教学活动，完成规定的病种和基本技能操作数量，学习专业理论知识；认真填写《住院医师规范化培训登记手册》；规范书写病例及影像报告；参与见习/实习医生和住院医师的医学影像科临床教学工作。

医学影像科住院医师培训分为 3 个时段进行，各时段轮转科室及时间安排：

时 段	轮 转 科 室	时间（月）
1	放射影像学（神经、呼吸循环、消化泌尿及骨关节各 2 个月、介入组 1 个月）	9
	超声医学	4
	核医学	4
2	本专业组内培训	16
3	选轮临床非指定科室	3

第一时段（第1~17个月）：在医学影像科内各专业组之间轮转，其中放射影像学专业组9个月、超声医学专业组4个月、核医学专业组4个月。

第二时段（第18~33个月）：在住院医师选定的执业方向相关的专业组内进行培训。主要分为放射影像学、超声医学和核医学三个执业方向。

第三时段（第34~36个月）：根据培训基地和住院医师的具体情况，选轮临床非指定科室。

三、培训内容与要求

（一）第一时段（第1~17个月）

1. 轮转目的

系统掌握和熟悉本专科的基本理论、基本技能和基本操作，初步掌握本专科所涉及的常见病、多发病的基本诊断和治疗原则。了解这些专业组的日常工作程序、内容及涉及的相关临床知识。

2. 基本要求

（1）放射影像学（其中放射诊断学专业组8个月，介入组1个月）

掌握：放射影像的基本理论，包括X射线、CT和MRI的成像原理和检查方法；放射影像诊断报告书的书写原则。

熟悉：放射影像的观察和分析方法及其诊断原则。

了解：介入放射学的基本理论和应用原则；介入放射学的基本操作技术；X线投照和CT、MRI检查操作方法；放射影像诊断的临床应用价值和限度。

要求住院医师完成的工作量：X线普放≥2000份、X线造影（在二线指导下操作）≥150例、CT≥300例、MRI≥50例、介入观摩≥30例，其中应包括但不少于下表所列疾病报告书的建议书写例数。

系统（检查技术）	疾病名称	建议例数
神经系统 （以CT和MRI为主）	脑血管病（包括出血及梗死）	5
	脑肿瘤（包括脑膜瘤等）	5
	脑外伤	5
呼吸循环系统 （以平片和CT为主）	肺部感染（包括肺结核等）	5
	肺部肿瘤（包括良性及恶性肺部肿瘤）	5
	气管、支气管疾病（包括支气管扩张等）	5
	纵隔肿瘤	5
	胸膜疾病（包括胸腔积液等）	5
	主动脉疾病	3
	心包疾病（包括心包积液等）	5

系统（检查技术）	疾病名称	建议例数
消化、泌尿系统 （以 CT 和造影为主）	肝硬化（包括食管静脉曲张）	5
	胰腺炎症	5
	胆系炎症与结石	5
	肝脏肿瘤（包括良性及恶性肝脏肿瘤）	5
	胰腺肿瘤（包括良性及恶性胰腺肿瘤）	3
	胆系肿瘤	5
	消化道溃疡（包括造影检查）	5
	消化系统空腔脏器肿瘤（包括造影检查）	5
	泌尿系炎症与结石	5
	泌尿系肿瘤（包括肾、输尿管、膀胱等）	5
骨关节系统 （以平片为主）	骨折与脱位	5
	骨肿瘤（包括良性及恶性骨肿瘤）	5
	骨关节炎性疾病（包括骨结核、类风湿关节炎、 强直性脊柱炎）	5
	退行性骨关节病	5

住院医师可根据培训基地具体情况在下列两个轮转方案中选择其一轮转放射影像学专业：

1）神经（2 个月）、心胸（2 个月）、腹盆（2 个月）、骨关节（2 个月）、介入（1 个月）；

2）X 线普放（3 个月）、X 线造影（2 个月）、CT（2 个月）、MRI（1 个月）、介入（1 个月）。

（2）超声医学（4 个月，其中腹部、心脏、妇产各 1 个月，小器官及周围血管 1 个月）

掌握：超声医学基本原理及其在临床的应用；超声常用术语；能基本正确书写诊断报告，并完成下表所列疾病的报告书写。

熟悉：超声诊断的步骤、图像分析方法，包括检查前准备、操作程序和手法、观察内容和指标、分析及诊断原则。常见病和多发病的超声表现。

了解：超声医学基础知识，包括超声医学原理、超声诊断基础和诊断原则、超声仪器的类型、原理和结构。

超声医学 4 个月轮转时书写报告的病种及例数：

系　统	操作技术名称	建议例数
超声基础	超声基本原理、假像、超声仪器及探头、超声诊断原则	
腹部	肝弥漫性病变（肝炎、肝硬化、脂肪肝）	10
	肝局灶性病变（肝囊肿、肝血管瘤、肝细胞癌）	10
	胆囊疾病（炎症、结石、息肉、胆囊癌）	10
	胰腺（急慢性炎症、良恶性肿瘤）	5
	脾脏（肿大、占位性病变）	5
	泌尿系结石及梗阻	5
	泌尿系肿瘤（包括肾、输尿管、膀胱）	5
	前列腺病变，残余尿测定	5
妇产科	子宫疾病（肌层病变、内膜病变）	10
	卵巢囊肿和肿瘤（常见类型）	10
	正常早孕及 11～14 周超声检查	10
	正常中晚孕	10
	异常妊娠及妊娠合并症（流产、异位妊娠、羊水及胎盘异常）	5
	常见胎儿结构畸形	5
	妊娠滋养细胞疾病	3
心脏	先天性心脏病（常见类型）	15
	后天获得性心脏病（瓣膜病、冠心病、心肌病、心包疾病，心脏肿瘤）	20
小器官及血管	甲状腺（炎症性疾病、结节性甲状腺肿、甲状腺癌）	10
	乳腺（增生、炎症、良恶性占位）	10
	颈、椎动脉（动脉粥样硬化、支架）	10
	四肢动脉（动脉粥样硬化、动脉瘤）	10
	四肢静脉（血栓、静脉瓣功能不全、动静脉瘘）	10
	腹部血管病变	5

（3）核医学（4 个月）

掌握：核医学基础理论和基本知识，包括核医学的内容和特点；放射性核素示踪技术的原理；放射性核素显像的原理、类型和图像分析方法；核医学仪器设备的分类，单光子显像设备（SPECT、SPECT/CT）和正电子核素显像设备（符合线路 SPECT、PET、PET/CT）的工作原理和临床价值；常用放射性药物的定位机制，放射性药品临床使用的基本要求及制备的基本原理和方法，放射性核素体内外治疗的基本原理；放射防护基本原则，核医学中的辐射危害因素及防护措施。

熟悉：常用核素显像的显像原理、显像剂、图像分析及临床应用，主要包括：骨显像、肾动态显像、甲状腺显像、甲状旁腺显像、负荷及静息心肌灌注显像、门控心肌显像、心肌代谢显像、肺通气/灌注显像、正电子及单光子肿瘤显像、肝血池显像、异位胃黏膜显像、消化道出血显像、脑血流灌注显像、脑代谢显像、唾液腺显像、肾静态显像等。

了解：核素显像基本操作（包括放射性药物注射、图像采集及处理等）；核医学体外分析技术的特点和基本原理，体外放射分析的基本类型和基本操作技术；脏器功能测定的原理及应用，甲状腺摄 ^{131}I 试验及有效半衰期测定；放射性核素治疗甲亢、分化型甲状腺癌（术后残留、复发或转移）和恶性肿瘤骨转移骨痛的原理、方法及适应证和禁忌证；核医学常用检查和治疗方法与其他影像技术诊断及治疗手段的比较；医学影像图像融合技术的优势。

要求正确采集病历、书写核医学影像诊断报告 200 份，其中应包括但不少于下表所列疾病报告书的建议书写例数。

检查名称	包含主要疾病名称	建议例数
骨显像	骨转移瘤、骨关节病	30
心肌灌注显像	心肌缺血、心肌梗死	10
肿瘤代谢显像	肺部肿瘤、淋巴瘤、消化系统肿瘤	5
肾动态显像	肾功能不全、肾积水	20
甲状腺显像	甲状腺结节、甲状腺肿	20
肺显像	肺栓塞、慢性阻塞性肺病	5

（二）第二时段（第 18～33 个月，共 16 个月）

从事放射影像学、超声医学或核医学不同专业方向的住院医师在本专科内进行培训。

未设置儿科或儿科患者较少的基地，此时段安排住院医师在儿科基地医院的放射影像科或超声医学科轮转 1～2 个月。

1. 轮转目的

进一步巩固和充实本专科的理论知识，提高临床实践能力。

（1）对本专科国内外发展的最新动态有所了解。

（2）初步掌握本专科常见病的诊断和鉴别诊断，并对本专科治疗项目的指征、技术操作有一定的认识和实践经验。

（3）初步学习和了解本专科的科研方法，并能在上级医师指导下，进行简单的科研工作。

2. 基本要求

（1）放射影像学（包括介入诊疗）

放射影像学专业住院医师应继续在本专业的头颈和中枢神经系统、呼吸和循环系统、消化及泌尿生殖系统、骨关节系统和介入诊疗五个专业组内轮转，每个专业组培训时间为 3～4 个月。也可根据基地安排，按照 X 线普放、X 线造影、CT、MRI、介入的轮转方式轮转放射影像学专业，每个专业组培训时间为 3～4 个月。具体要求如下：

1）放射诊断学诊断专业组

掌握：下表所列疾病的诊断和鉴别诊断要点；对于不同系统常见疾病多种影像检查方法的优选；各种以 X 线为基础的影像检查技术的理论知识，包括 X 线相关对比剂的成像特点及成像原理；自主操作完成多层螺旋 CT 的各种基本后处理方法；在二线医师指导下，自主操作胃肠造影机进行各种消化道造影检查。

熟悉：MRI 基础检查序列的成像原理、方法及其临床应用；放射防护基本知识、规则和要求。

了解：其他临床少见病或罕见病的影像特点；放射影像专业临床研究工作的基本方法。

本阶段培训期间，住院医师完成的报告及操作总量要求：X 线普放 ≥2500 份、X 线造影（在二线指导下操作）≥300 例、CT≥900 例、MRI ≥300 例，其中应包括但不少于下表所列疾病报告书的建议书写例数。

系　统	病　种	建议例数
头颈和中枢神经系统（MRI 和 CT 检查为主）	脑血管病：脑出血、脑梗死等	10
	神经系统肿瘤：胶质瘤、脑膜瘤、垂体瘤、转移瘤等	10
	颅脑外伤：颅内血肿、脑挫裂伤等	10
	神经系统变性疾病：多发性硬化等	5
	颅内感染：脑脓肿、脑膜炎等	10
	脊髓病变：椎管内肿瘤等	8
	头颈部肿瘤（包括鼻咽癌、喉癌等）	8
	中耳乳突炎症：急慢性炎症、胆脂瘤型中耳炎等	8
	鼻窦病变：鼻窦炎、鼻窦肿瘤等	5
	眶内病变：外伤、眶内肿瘤等	5
呼吸和循环系统（X 线平片和 CT 检查为主，纵隔病变增加 MRI 检查）	肺部感染：大叶性肺炎、支气管肺炎、肺脓肿、肺结核等	20
	肺间质病变：间质性肺炎、肺间质纤维化等	5
	气道病变：支气管扩张、复发性多软骨炎、支气管异物等	5
	肺部肿瘤：错构瘤、血管瘤、肺癌（包括支气管肺泡癌）等	15
	纵隔肿瘤：胸腺瘤、淋巴瘤、畸胎瘤、神经源性肿瘤等	8
	胸膜病变：胸腔积液、气胸和液气胸、胸膜粘连、肥厚和钙化等	10
	心脏病变：先天性心脏病、风湿性心脏病、冠心病等	10
	心包病变：心包积液、缩窄性心包炎等	5
	主动脉病变：真性及假性主动脉瘤、主动脉夹层等	8
	肺动脉病变：肺动脉高压、肺动脉栓塞等	3
	头颈及下肢动脉病变：动脉粥样硬化性疾病等	5

系　统	病　种	建议例数
消化系统 （消化道造影、CT 和 MRI 检查为主）	急腹症（以腹部 X 线平片和 CT 为主要检查方法）： 胃肠道穿孔、肠梗阻、阑尾炎、腹部外伤等	20
	食管病变：食管静脉曲张、食管癌、食管异物等	5
	胃及十二指肠病变：十二指肠憩室、胃和十二指肠溃疡、胃癌、壶腹癌等	10
	空回肠病变：克罗恩病等	3
	结直肠病变：结直肠癌、溃疡性结肠炎等	5
	肝脏病变：肝细胞癌、肝囊肿、肝海绵状血管瘤、肝转移癌、肝硬化等	15
	胆系病变：胆囊癌、高位胆管癌、胆总管恶性肿瘤（包括梗阻性黄疸）、胆系炎症、胆系结石等	10
	胰腺病变：胰腺炎、胰腺癌、胰腺囊腺瘤、胰岛细胞瘤等	8
	脾脏病变：脾梗死等	3
泌尿生殖系统 （包括腹膜后病变，以 CT 和 MRI 检查为主）	肾脏病变：包括肾脏囊性病变、肾癌、肾盂癌、泌尿系结核等	15
	输尿管及膀胱病变：输尿管肿瘤、膀胱肿瘤、泌尿系结石等	10
	肾上腺病变：肾上腺增生、肾上腺腺瘤、嗜铬细胞瘤等	8
	前列腺病变：前列腺增生、前列腺癌等	5
	女性生殖系统病变（以 MRI 检查为主）： 子宫肿瘤（子宫肌瘤、子宫内膜癌、子宫颈癌）、卵巢肿瘤等	8
骨关节系统 （X 线平片、CT 检查为主，辅以 MRI 检查）	骨关节外伤：骨折、关节脱位等	15
	骨肿瘤：骨瘤、骨软骨瘤、骨巨细胞瘤、骨肉瘤、骨转移瘤等	15
	骨关节炎症：化脓性骨关节炎、骨关节结核、类风湿关节炎、强直性脊柱炎等	10
	退行性骨关节病：颈椎病、腰椎退行性变、膝关节退行性变等	10
	骨代谢病：佝偻病等	5

2）介入诊疗

针对个人需求，住院医师可有选择性地轮转介入诊疗部分。对于接受此轮转安排的住院医师，应进一步掌握常见疾病的造影表现、各种介入治疗方法；熟悉介入导管室的各项规章制度，包括消毒隔离制度；了解各项常见介入操作的适应证、禁忌证，操作流程；介入操作术后注意事项与并发症情况。台上实习时应能够在上级医师指导下对患者进行消毒铺巾、换药等简单操作，作为一助或二助参与简单的介入操作，掌握穿刺插管，选择性动脉造影及穿刺活检等介入基本操作，了解导丝、导管等各种介入器械的结构特点与使用

医学影像科

方法。

轮转期间建议完成观摩或参与操作的介入技术及例数：

血管介入技术	建议例数	非血管介入技术	建议例数
头颈部动脉造影	3	插管肠道造影	3
胸腹部动脉造影	3	经皮穿刺胆道造影	3
四肢动脉造影	3	CT 引导下肿物穿刺活检术	3
上/下腔静脉造影	3	CT 引导下积液置管引流术	3
动脉球囊/支架成形术	1		
动脉栓塞术	1		

此外，本专业住院医师轮转期间还需完成 2 次读书报告或病例讨论，作为平时的考核成绩；翻译 2 篇专业英语文献，并建议完成 1 篇综述或原著性论文。

(2) 超声医学科

超声医学专业住院医师应继续在本专业轮转 16 个月（腹部 5 个月、心脏 3 个月、妇产 4 个月、小器官 2 个月、周围血管 1 个月及介入性超声 1 个月）。

要求进一步深化掌握超声诊断物理学基础，仪器的工作原理、性能和基本操作方法。掌握：超声解剖学、超声假象识别；腹部和小器官及周围血管、心脏、妇产科的常见疾病超声诊断及鉴别诊断；超声报告规范书写方法。参加超声门诊、急诊工作（需有二线值班）。了解超声介入的适应证、价值和限度，及一般临床应用，如肝、肾囊肿穿刺及超声引导活检。

超声专业轮转期间要求书写的报告应包括但不少于下表所列的病种和例数：

系　统	病　种	建议例数
腹部	肝弥漫性病变（肝炎、肝硬化、脂肪肝、肝血吸虫病）	20
	肝局灶性病变（肝囊肿、肝脓肿、肝血管瘤、肝细胞癌、肝内血肿、肝包虫病）	20
	胆囊疾病（炎症、结石、息肉、胆囊癌、胆囊腺肌症）	10
	胆管疾病（肝外胆管癌、胆管扩张）	5
	胰腺（急慢性炎症、良恶性肿瘤）	10
	脾脏（脾大、副脾、脾囊肿、脾血管瘤、脾转移瘤、脾淋巴瘤）	10
	泌尿系畸形（重复肾、异位肾、融合肾、肾缺如）	10
	泌尿系结石及梗阻	10
	肾脏弥漫性病变及移植肾	5
	泌尿系肿瘤（包括肾、输尿管、膀胱）	10

系　统	病　种	建议例数
	肾上腺肿瘤	5
	前列腺病变，残余尿测定	10
	腹腔积液	5
妇产科	子宫疾病（子宫畸形、肌层病变、内膜病变）	25
	卵巢囊肿和肿瘤（常见类型）	20
	盆腔炎性疾病	5
	正常早孕及 11～14 周超声检查	20
	正常中晚孕（含中孕胎儿结构畸形筛查）	10
	异常妊娠及妊娠合并症（流产、异位妊娠、多胎妊娠、羊水及胎盘异常）	10
	常见胎儿结构畸形	5
	妊娠滋养细胞疾病	5
心脏	先天性心脏病（常见类型）	25
	后天获得性心脏病（瓣膜病、冠心病、心肌病、心包疾病，心脏肿瘤）	30
小器官	甲状腺（炎症性疾病、结节性甲状腺肿、甲状腺癌）	15
	甲状旁腺疾病	5
	乳腺（增生、炎症、良恶性占位）	15
	涎腺（炎症、肿瘤）	5
	淋巴结（良、恶性疾病）	5
	阴囊（阴囊急症、睾丸肿瘤、鞘膜积液、斜疝）	5
周围血管	颈动脉、椎动脉（动脉粥样硬化、支架）	15
	四肢动脉（动脉粥样硬化、动脉瘤）	15
	四肢静脉（血栓、静脉瓣功能不全、动静脉瘘）	15
	腹部血管（腹主动脉瘤、门静脉病变、布加综合征、肾静脉疾病）	10
介入性超声（上级医师指导）	腹部脓肿穿刺抽吸置管引流，肝、肾穿刺活检，肾囊肿穿刺硬化疗法，前列腺穿刺活检	各 1

此外，本专业住院医师轮转期间还需完成 2 次读书报告或病例讨论，作为平时的考核成绩；翻译 2 篇专业英语文献，并建议完成 1 篇综述或原著性论文。

（3）核医学科

核医学科轮转岗位及时间安排：单光子显像诊断 7 个月，正电子显像诊断 5 个月，单光子显像设备及正电子显像设备操作 2 个月，核素治疗 1 个月，高活室及放免室 1 个月。

医学影像科

要求掌握：甲状腺摄^{131}I率测定的原理、方法及临床意义；骨显像、肾动态显像、甲状腺显像、甲状旁腺显像、负荷及静息心肌灌注显像、门控心肌显像、心肌代谢显像、肺通气/灌注显像、肝血池显像、异位胃黏膜显像、消化道出血显像、脑血流灌注显像、唾液腺显像、肾静态显像等核素显像的原理、方法、图像分析、诊断和鉴别诊断；^{18}F-FDG代谢显像的原理、方法、图像分析、临床应用；^{131}I治疗甲亢的原理、方法、适应证和禁忌证，正确估算给药剂量；甲状腺疾病体外分析结果的临床意义；核医学常用检查和治疗方法与其他影像技术诊断及治疗手段的比较；常规显像检查的适应证、禁忌证、不良反应及处理；各系统常见病的放射性核素诊断、鉴别诊断和影像分析；各种常用检查的显像技术，包括放射性药物注射、图像采集和处理等；临床常用的操作技术，如病灶定位、负荷试验、介入试验等；儿科核医学检查用药及特点。

熟悉：放射防护基本知识、规则和要求。

了解：在常见病的诊断和治疗中各种医学影像技术的优化选择；核医学与分子影像学的关系；放射性核素治疗分化型甲状腺癌（术后残留、复发或转移）和恶性肿瘤骨转移骨痛的原理、方法及适应证和禁忌证。

正确采集病历、书写核医学影像诊断报告500份，完成的报告应包括但不少于下表所列种类及数量：

检查名称	包含主要疾病名称	建议例数
骨显像	骨转移瘤、骨关节病、代谢性骨病、骨创伤	80
心肌灌注显像	心肌缺血、心梗、心肌病	30
肿瘤代谢显像	淋巴瘤、肺部肿瘤、消化系统肿瘤、泌尿系统肿瘤、感染性疾病	50
肾动态显像	肾功能受损、机械性上尿路梗阻、非机械性上尿路梗阻	50
甲状腺显像	甲状腺结节、功能自主性甲状腺腺瘤、甲状腺肿	50
肺显像	肺栓塞、慢性阻塞性肺病	10
甲状旁腺显像	甲状腺旁腺瘤	10
消化系统显像		5
神经系统显像		5

独立完成核素显像检查图像采集及处理30例，完成的临床操作应包括但不少于下表所列种类及例数：

检查名称	建议例数	检查名称	建议例数
静态平面采集	5	正电子断层采集	5
动态采集	5	门控采集	2
全身采集	5	三时相采集	1
单光子断层采集	5		

154

独立完成放射性药物给药（注射、口服、吸入等）操作 10 人次，完成放射性药物分装操作 2 次；全程参与甲状腺功能亢进症[131]I 治疗工作并完成治疗病例记录 5 份；独立完成甲状腺摄[131]I 率测定操作和报告书写 10 例；体外放射分析操作 3 批次和独立完成体外放射分析报告 50 份。

此外，本专业住院医师轮转期间还需完成 2 次读书报告或病例讨论，作为平时的考核成绩；翻译 2 篇专业英语文献，并建议完成 1 篇综述或原著性论文。

（三）第三时段（第 34～36 个月）

根据培训基地和住院医师的具体情况，选轮临床科室。

可选择的临床科室包括内科、外科、儿科、妇产科、神经内科和神经外科、耳鼻咽喉科、口腔科等，可根据专业特点适当调整各科室轮转时间比例。

1．基本要求

（1）内科

建议学习、熟悉下列疾病的病因、临床表现及临床治疗原则。内科轮转需学习的病种

系　统	病　种
呼吸、循环系统	支气管扩张、肺部感染（肺结核、肺炎等）、肺癌 风湿性心脏瓣膜病、冠状动脉心脏病、心包炎
消化、泌尿系统	胃、十二指肠溃疡，消化道肿瘤（胃癌、胰腺癌、肝细胞癌、结直肠癌）、肝硬化、胰腺炎 各种类型肾炎、肾衰竭、膀胱炎

（2）外科

建议学习、熟悉下列疾病的病因、临床表现及临床治疗原则。外科轮转需学习的病种

部　位	病　种
胸部	胸部恶性肿瘤（肺癌、食管癌、纵隔肿瘤或乳腺癌）、主动脉瘤
腹部	消化系统恶性肿瘤（胃癌、结直肠癌、胰腺癌、胆系肿瘤或肝细胞癌）、胆系结石、泌尿系统结石、胃溃疡、胰腺炎、泌尿系统肿瘤（肾肿瘤、膀胱肿瘤）
骨与关节	骨折、半月板撕裂、椎间盘脱出

（3）其他非指定科室

根据本专业日后工作需要，可选择在儿科、妇产科、神经内科、神经外科、耳鼻咽喉科、口腔科、眼科等科室进行轮转学习。

1）儿科

建议学习、熟悉下列疾病的病因、临床表现及临床治疗原则。儿科轮转需学习的病种

系　统	病　种
中枢神经系统	颅内感染（如脑膜炎、脑脓肿）、颅内肿瘤
呼吸、循环系统	小儿先天性心脏病（常见类型）
消化、泌尿系统	先天性消化道畸形（常见类型）、小儿急腹症（常见类型）、肾母细胞瘤

2）妇产科

建议学习、熟悉下列疾病的病因、临床表现、临床检查手段及治疗原则。妇产科轮转需学习的病种

科　别	病　种
产　科	早孕、异位妊娠、胎儿畸形、胎盘异常、妊娠合并症（常见类型）
妇　科	子宫内膜异位症、子宫肿瘤（常见类型）、卵巢肿瘤和肿瘤样病变（常见类型）

3）神经内科及神经外科

建议学习、熟悉下列疾病的病因、临床表现、临床检查手段及临床治疗原则。神经内科及神经外科轮转需学习的病种

病　种	病　名
脑血管疾病	脑出血、脑梗死
脑变性疾病	Alzheimer病、Parkinson病
脱髓鞘疾病	多发性硬化
脑肿瘤	神经胶质瘤、脑膜瘤、垂体瘤、转移瘤
颅内感染及外伤	颅内感染和寄生虫疾病、脑内血肿、硬膜外和硬膜下血肿
脊髓疾病	椎管内肿瘤、脊髓外伤

4）耳鼻咽喉和口腔科

建议学习、熟悉下列疾病的病因、临床表现、临床检查手段及临床治疗原则。耳鼻咽喉和口腔科轮转需学习的病种

部　位	病　名
眼和眼眶	炎性假瘤、视网膜母细胞瘤、泪腺肿瘤、眶内异物
耳部	先天性中、内耳发育畸形，中耳乳突炎、颞骨骨折
鼻和鼻窦	急慢性鼻窦炎、鼻窦囊肿和息肉、鼻和鼻窦肿瘤（常见类型）
咽、喉部	咽和咽旁脓肿、鼻咽癌、喉癌
口腔颌面部	腮腺良/恶性肿瘤（常见类型）

轮转临床科室的住院医师，针对每个二级临床专业，建议完成病例摘要分析 1 份。

四、推荐阅读书刊

1. 金征宇. 医学影像学. 第 2 版. 北京：人民卫生出版社，2010
2. 白人驹. 医学影像诊断学（供医学影像学专业用）. 第 2 版. 北京：人民卫生出版社，2006
3. 周永昌，郭万学. 超声医学. 第 5 版. 北京：科学技术文献出版社，2006
4. 张永学，黄钢. 核医学. 第 2 版. 北京：人民卫生出版社，2010
5. 王荣福. 核医学. 第 2 版. 北京：北京大学医学出版社，2009
6. 屈婉莹，中国医师协会. 全国专科医师培训规划教材——核医学. 北京：人民卫生出版社，2009
7. 唐杰，中国医师协会. 全国专科医师培训规划教材——超声医学. 北京：人民卫生出版社，2009
8. 刘玉清，康熙雄，中国医师协会. 国家执业医师、护师"三基"训练丛书——临床医师分册、医学检验和医学影像分册. 北京：人民军医出版社，2009
9. 李少林，王荣福. 核医学. 第 8 版. 北京：人民卫生出版社，2013

修　订：北京市住院医师规范化培训医学影像科专科委员会
审　定：北京市住院医师规范化培训工作指导委员会

医学影像科

医学检验科培训细则

　　检验医学是以诊断、预防、治疗人体疾病或评估健康提供信息为目的，对取自人体的材料进行生物学、微生物学、免疫学、生物化学、血液免疫学、血液学、生物物理学、细胞学、分子生物学等检验的临床医学二级学科。检验医师是担负着控制检验质量、保证检验结果的准确、评价检验方法、评估检验能力、应用检验新技术、培养检验人员、解释临床疑难检验问题和分析病历、直接参与疾病的诊断、治疗和预防工作职责的医学专业人员。要求检验医师既具有广泛的临床医学知识，同时也具有扎实的检验医学知识。

一、培训目标

　　通过规范化培训，使检验医师打下扎实的医学检验科临床工作基础，掌握医学检验的基本功，特别是掌握联系临床进行实验诊断的能力。熟练掌握各专业组常规检验技术及临床意义，能够解决检验工作中出现的技术问题。熟悉各种自动化仪器的性能、使用、维护保养和校准及实验室信息与质量的管理。掌握内科常见病、多发病和危重急症的临床表现和实验室检验结果。在具备临床基础知识和实验室检验技术操作能力的基础上，能够指导实验室检验与临床诊疗相结合，并为临床疾病的诊断、预防、治疗及康复工作等提供建议和咨询。培训结束时，检验医师能够具有良好的职业道德和专业沟通能力，具有独立从事临床检验咨询服务工作的能力。

二、培训方法

　　采取在检验专业及相关临床科室轮转的形式进行。通过管理病人、参加门急诊工作和各种教学活动，完成规定的病种和基本技能操作数量，认真填写《检验医师规范化培训登记手册》。

　　临床科室轮转时间共14个月，以内科为主，包括心血管、呼吸、消化、肾脏、血液、内分泌、感染和风湿免疫等专业。

　　临床轮转科室及时间：

科室	时间（月）	科室	时间（月）
心血管内科	2	血液内科	2
呼吸内科	2	内分泌科	2
消化内科	2	感染内科	1
肾内科	2	风湿免疫科	1

培训期间应按国家规定通过执业医师资格考试，通过后回检验科继续轮转。

检验专业轮转共 19 个月，包括临床基础检验、临床生化检验、临床免疫检验、临床血液检验、临床微生物检验、临床输血等 6 个专业。

检验专业轮转科室及时间：

科室	时间（月）	科室	时间（月）
临床基础检验	4	临床微生物检验	5
临床生化检验	3	临床血液检验	3
临床免疫检验	3	临床输血	1

轮转顺序根据具体情况自行安排。

另有机动时间 3 个月，可结合培训情况及检验医师自身需求由基地负责人安排在基地内轮转。

三、培训内容与要求

（一）临床内科轮转（14 个月）

1. 轮转目的

掌握：临床内科疾病涉及的检验项目及临床意义。

熟悉：临床内科疾病的临床表现、诊断要点、鉴别诊断及治疗原则。

了解：临床内科的临床技能，心血管疑难病症的诊疗原则。

2. 学习病种及要求

（1）心血管内科（2 个月）

	学习病种	学习要求
掌握	冠心病（包括稳定型、不稳定型心绞痛和心肌梗死）、高血压病、心力衰竭、常见心律失常、心肌炎和风湿性心瓣膜病、高脂血症	准确询问病史、书写病历、进行全面体格检查 急性心肌梗死的诊断程序和治疗监测 高脂血症分型和处理
了解	急性左心衰竭、高血压危象、严重心律失常、感染性心内膜炎、心肌病、心包疾病、常见先天性心脏病	急性左心衰竭、高血压危象的诊断和处理 心血管病的常用药物应用 其他心律失常、心室肥厚、低钾血症与高钾血症心电图特点 常见心脏病的超声心动图诊断 常规心电图 12 导联、急性心梗、心房颤动的心电图特点

医学检验科

（2）呼吸内科（2个月）

	学习病种	学习要求
掌握	上呼吸道感染、急慢性支气管炎、肺气肿、支气管哮喘、支气管扩张、细菌性肺炎、支原体肺炎、结核性胸膜炎、呼吸衰竭	准确询问病史、书写病历、进行全面体格检查 急性呼吸衰竭的诊断程序和治疗监测 氧疗的应用 血气分析的临床应用
了解	肺脓肿、肺癌、大咯血、肺真菌病、结节病、弥漫性肺间质纤维化	大咯血的诊断和处理 呼吸疾病常用药物的应用 呼吸机的使用 常见呼吸疾病的 X 线诊断 胸部 CT 的识别 纤维支气管镜的应用

（3）消化内科（2个月）

	学习病种	学习要求
掌握	慢性胃炎、消化性溃疡、上消化道出血、肝炎后及酒精性肝硬化、急性胰腺炎、功能性消化不良、炎症性肠病	准确询问病史、书写病历、进行全面体格检查 上消化道出血的处理
了解	肝脓肿、原发性肝癌、肝性脑病、胃癌、结肠癌、反流性食管炎、腹腔结核、慢性腹泻	肝性脑病的诊断和处理 消化系统疾病常用药物的应用 纤维胃镜和结肠镜的应用 消化道疾病的 X 线诊断

（4）肾内科（2个月）

	学习病种	学习要求
掌握	原发性肾小球肾炎、继发性肾小球肾炎、急慢性肾盂肾炎、急性肾衰竭	准确询问病史、书写病历、进行全面体格检查 急性肾衰竭的处理
了解	间质性肾炎、肾小管疾病、慢性肾功能不全	肾功能用药问题，特别是抗生素的使用 肾脏组织活检的应用 腹膜透析和血液透析的应用

医学检验科

160

（5）血液内科（2个月）

	学习病种	学习要求
掌握	缺铁性贫血、巨幼细胞性贫血、再生障碍性贫血、自身免疫性贫血、急慢性白血病、特发性血小板减少性紫癜、弥散性血管内凝血（DIC）	准确询问病史、书写病历、进行全面体格检查 DIC 的处理和实验室监测 输血和成分血使用、输血反应的处理
了解	淋巴瘤、骨髓增生异常综合征、多发性骨髓瘤、溶血性贫血、白细胞减少症及粒细胞缺乏症、血友病、骨髓增殖性疾病	红斑狼疮危象的诊断和处理 外周血干细胞和骨髓移植的应用 HLA 配型

（6）内分泌内科（2个月）

	学习病种	学习要求
掌握	糖尿病、糖尿病酮症酸中毒、甲状腺功能亢进、慢性淋巴细胞性甲状腺炎、甲状腺功能减低	准确询问病史、书写病历、进行全面体格检查 糖尿病治疗和实验室监测 糖尿病酮症酸中毒处理
了解	甲亢危象、库欣综合征（皮质醇增多症）、原发性醛固酮增多症、嗜铬细胞瘤、垂体瘤	甲亢危象的诊断和处理 内分泌疾病激素替代治疗 内分泌疾病的影像学检查

（7）感染内科（1个月）

	学习病种	学习要求
掌握	肺结核病、病毒性肝炎、感染性休克等	准确询问病史、书写病历、进行全面体格检查 发热的鉴别诊断 抗生素的分类、药理机制、适应证、合理使用 感染性休克的诊断和处理原则
了解	流行性出血热、艾滋病、传染性非典型肺炎、人高致病性禽流感、鼠疫、霍乱、炭疽、狂犬病、囊虫病、绦虫病、血吸虫病、细菌性和阿米巴痢疾、伤寒和副伤寒、感染性腹泻、流行性脑脊髓膜炎、流行性乙型脑炎、败血症、尿路感染、急性胆囊炎、腹腔感染、麻疹、猩红热、水痘、流行性腮腺炎	抗病毒药物的应用 抗真菌药物的应用 炎症因子和感染的关系 法定传染病的识别和处理原则

医学检验科

161

（8）风湿免疫科（1个月）

	学习病种	学习要求
掌握	系统性红斑狼疮、类风湿性关节炎、口眼干燥症	准确询问病史、书写病历、进行全面体格检查 肾上腺皮质激素和免疫抑制剂的使用
了解	多发性肌炎和皮肌炎、混合性结缔组织病、血管炎、强直性脊柱炎、退行性关节炎	非甾体类抗炎药的分类和使用

（二）临床医学检验科轮转（含急诊，19个月）

在检验科轮转期间要求每月至少参加1次临床查房和科巡诊。

1. 临床基础检验（4个月）

掌握的技术和最低例数	了解的技术
毛细血管采血50例	嗜酸性细胞直接计数及临床应用
静脉血管采血20例	中性粒细胞核象分析及临床应用
血液分析仪操作50例	中性粒细胞中毒性改变的识别和意义
血细胞直方图分析50例	异常淋巴细胞识别和意义
显微镜计数20例	血液分析仪警示符号和意义
末梢血涂片、染色50例	五分类血液分析仪散点图分析
外周血白细胞分类50例	血液分析仪的日常质量控制
网织红细胞计数20例	尿液分析仪的日常质量控制
血沉操作50例	血液分析仪的保养和维护
尿分析仪操作50例	尿液分析仪的保养和维护
尿沉渣显微镜检查50例	血液分析仪的故障识别和排除
尿微量清蛋白检查20例	尿液分析仪的故障识别和排除
粪便显微镜检查50例	尿含铁血黄素检查及临床意义
粪便隐血试验20例	尿本周蛋白检查及临床意义
脑脊液常规检查20例	尿微量白蛋白检查及临床意义
胸腹腔积液常规检查20例	粪便寄生虫卵检查
精液常规检查5例	
前列腺液常规检查5例	
阴道分泌物常规检查20例	
尿早早孕检查30例	

2. 临床生化检验（3个月）

掌握的技术和最低例数	了解的技术
标本的签收、保存与处理 100 例 自动生化分析仪上机操作（包括试剂准备、仪器调试）50 次 血清酶测定 30 例 蛋白检测 20 例 胆红素检测 20 例 肾功能检测 20 例 血糖、血脂检测各 20 例 离子检测 20 例 血气分析检测 20 例 血清蛋白电泳检测 20 例 糖化血红蛋白检测 20 例 尿微量白蛋白检测 20 例 治疗药物的监测 20 例 离心机的正确使用和注意事项	分析天平的正确使用 自动生化分析仪维护与保养 生化检验的质量控制 不同生化分析仪之间的比对 脂蛋白电泳 尿酶的检测 血清铁和总铁结合力检测

3. 临床免疫学检验（3个月）

掌握的技术和最低例数	了解的技术 A
乙肝血清标志物检验 100 例 甲肝、丙肝病毒抗体检验各 30 例 梅毒血清学检验 30 例 免疫球蛋白测定 30 例 补体测定 30 例 流式细胞仪分析淋巴细胞亚群 10 例 ASO、CRP、RF 检验各 30 例 AFP、CEA、PSA 检验各 30 例 CA 系统肿瘤标志物检验 30 例 ANA、抗 dsDNA、抗 ENA 抗体等检验各 20 例 甲状腺激素检验 30 例 酶标仪和洗板机操作 30 次 全自动免疫分析仪操作 30 次 荧光显微镜操作 30 次	血清 k 轻链、轻链测定 血清总 IgE、特异性 IgE 测定 过敏原检测仪器的操作 TORCH 试验检验

医学检验科

4. 临床微生物检验（5个月）

掌握的技术和最低例数	了解的技术
各种涂片革兰染色 30 例	荚膜、芽胞、细胞壁、鞭毛、阿伯尔染色、异染颗粒染色
痰涂片抗酸染色 10 例	
脑脊液墨汁染色 3 例	产气荚膜杆菌、爱德华菌属、耶尔菌属、嗜血杆菌属、其他非发酵菌属、气单胞菌属、邻单胞菌属的分离鉴定
各种标本涂片真菌检验 20 例	
粪便球杆菌比例检验 20 例	
粪便悬滴检查 20 例	真菌的培养和鉴定
粪便悬滴制动检验 3 例	病毒的分离培养
各种临床细菌培养标本的正确采集	布氏杆菌试验、囊虫抗体检查
培养基制备 30 次	室内质控规范操作
血、痰、尿、便、脑脊液、胸腹腔积液、脓汁、分泌物各种标本接种培养各 10 例	
完成各种细菌的培养、分离鉴定：各种常见细菌 10 株，少见细菌 3 株	
完成药物敏感试验（包括 K-B 法、MIC 法）30 例	
编码系统鉴定各种细菌 30 例	
血清肥达反应、外斐反应、冷凝集试验、嗜异性凝集试验、军团菌抗体试验各 5 例	
血培养箱的正确使用 20 次	
全自动细菌鉴定仪的正确使用 20 次	
自动细菌药敏测定仪的正确使用 20 次	
PCR 技术在检验中应用 20 例	

医学检验科

5. 临床血液检验（3 个月）

掌握的技术和最低例数	了解的技术
骨髓涂片的瑞氏染色 20 例	多发性骨髓瘤骨髓检查和报告
骨髓铁染色 5 例	溶血性贫血骨髓检查和报告
骨髓过氧化物酶染色 5 例	骨髓增生异常综合征骨髓检查和报告
骨髓糖原染色 5 例	慢性粒细胞性白血病骨髓检查和报告
骨髓特异性酯酶染色 5 例	慢性淋巴细胞性白血病骨髓检查和报告
骨髓非特异性酯酶染色 5 例	淋巴瘤骨髓检查和报告
骨髓碱性磷酸酶染色 5 例	急性白血病免疫分型方法和操作
骨髓酸性磷酸酶染色 5 例	葡萄糖-6-磷酸脱氢酶活性测定
正常骨髓检查和报告 5 例	血红蛋白电泳
缺铁性贫血、巨幼红细胞贫血、再生障碍性贫血	单凝血因子检查
骨髓检查和报告各 3 例	凝血仪检测原理、基本结构、操作，标准曲线
急性白血病骨髓检查和报告，按 FAB 分型，每型	制备、质量控制
1 例	血液黏度仪检测原理、基本结构、操作、质量
原发性血小板减少性紫癜骨髓检查和报告 3 例	控制
直接和间接抗人球蛋白试验 1 例	
红细胞机械脆性试验 1 例	
红细胞酸溶血试验 1 例	
蛇毒试验 1 例	
自动或半自动凝血仪操作 30 例（包括 PT、APTT、	
Fg、TT）、3P 试验、FDP、D-二聚体检查各 10	
例（手工法和仪器法均可）	
血液黏度检查 20 例	

6. 临床输血（1 个月）

掌握的技术和最低例数	了解的技术
ABO 血型及 Rh 血型鉴定各 10 例	输血性疾病
交叉配血和发血 10 例	新生儿溶血病检查
血液保存 5 例	
成分输血临床应用 3 例	
免疫性血型抗体筛查 1 例	

（三）外语、教学、科研等能力的要求

培训期间，住院医师要利用业余时间积极参加外语学习，能结合临床工作熟练阅读有关英语文献，翻译专业外文资料。

能熟练上网检索文献，轮转每个专业组结束时翻译国外有关专业文献综述 1 篇（不少

医学检验科

于 3000 字）或撰写读书报告 2 篇（不少于 1500 字），在科室读书报告会上定期报告。

培训期间参与见习/实习医生和住院医师的医学检验科临床教学工作，参与科室的科研活动，至少参加 1 次地区性或全国性学术会议。

四、推荐阅读书刊

1. 陈文彬，潘祥林. 诊断学. 第 8 版. 北京：人民卫生出版社，2013
2. 王鸿利. 实验诊断学. 第 2 版. 北京：人民卫生出版社. 2010
3. 康熙雄. 实验诊断学. 第 1 版. 北京：高等教育出版社. 2009
4. 刘玉清、康熙雄. 国家执业医师、护士"三基"训练丛书——医学影像、医学检验分册. 北京：人民军医出版社，2009

修　订：北京市住院医师规范化培训医学检验专科委员会
审　定：北京市住院医师规范化培训工作指导委员会

医学检验科

临床病理科培训细则

临床病理学以诊断治疗人体疾病为目的，对人体组织材料进行病理学分析，为疾病诊治提供科学依据，也是研究疾病的发生、发展及预后的重要方法。同时，可以提供临床应用范围内的咨询性服务，包括解释和为进一步做出适当检查和治疗提供建议。临床病理学包括：消化系统病理、呼吸系统病理、心血管系统病理、女性生殖系统病理、男性生殖系统病理、泌尿系统病理、神经系统病理、皮科病理、骨关节及软组织病理、淋巴造血系统病理、口腔病理、内分泌系统病理、分子遗传病理及细胞病理等亚专业。

一、培训目标

病理专业住院医师规范化培训，注重病理专业技能的独立学习能力和处置临床工作中常规病理问题能力的培养。通过培训使受训者打下扎实的临床病理教育和实践基础，能够掌握正确的临床病理常规诊断工作方法，包括对各类标本的固定、大体检查、病变描述和取材、显微镜下检查等规范化程序和质控标准；能够初步掌握常见疾病病种和良恶性病变的病理学诊断分类标准、命名原则以及规范化诊断术语、病理学报告的规范格式；能够胜任临床病理专业住院医师工作岗位，胜任常规病理学诊断的预诊职责，具有良好的职业道德和与临床医师及患者交流和沟通的能力。培训结束时，受训者应具有从事临床诊断病理专业执业的基本能力，并具有良好的发展潜能。

二、培训方法

病理专业住院医师规范化培训为二级学科基础培训，采取在病理科范围内各亚专业及相关科室轮转的方式进行，科学合理安排各专业技能领域的全面轮转，了解科室管理体系。

轮转科室和时间安排见下表：

轮转科室	时间（月）
临床科室：内科、外科、影像诊断	3
病理技术：病理标本处理和档案管理、常规制片室、免疫组化室、分子病理室或电镜室	3
组织病理诊断	24
细胞学技术及诊断	3
合计	33

住院医师在培训期间直接参与病理科的一线实践工作，要求理论结合实践，自学经典教科书并结合文献阅读，参加各层次讲座和学术活动，参与见习/实习医生和住院医师的临床病理科教学工作，并要求认真填写《住院医师规范化培训登记手册》。

临床病理科

三、培训内容与要求

（一）病理技术（3个月）

1. 轮转目的

熟悉：医院病理科日常工作技术流程；常规病理技术、特殊染色和免疫组化技术理论和操作；病理资料档案管理。

了解：病理技术的新进展。

2. 基本要求

病理技术内容和培训要求：

实验室	病理技术	培训要求
标本接收	熟练掌握病理信息系统使用方法和标本接收流程	独立完成标本接收、信息录入
取材和切片制作室	掌握各种不同组织的固定方法及固定液配制方法	甲醛固定液、酒精固定液、戊二醛固定液、脱钙液
	了解切片处理程序及原理	
	掌握标本预处理及取材后交接的基本规则	
	掌握组织包埋、切片方法	200个蜡块包埋及切片
	掌握常规苏木素、伊红染色原理及染色方法	200张切片染色
	了解脱水机、包埋机及切片机基本使用方法	
	了解冷冻切片的原理及基本操作技巧	20个冷冻组织块
组织化学染色及免疫组化染色室	掌握免疫组化染色原理、技术及基本液体配制	20种抗体，200张切片
	掌握部分组织化学染色技术	
	了解组织化学染色原理	
	了解免疫组化所造成的人为变化和非特异性着色的判断	
电镜室（选修）	了解电镜制片的基本方法及技巧	
	了解选取及固定电镜标本的正确方法	
	了解正常组织及细胞在电镜下的形态	
	了解电镜在生物医学及病理诊断中的适用范围	
分子病理室（选修）	了解PCR及原位杂交操作技术	
	了解目前新兴分子病理技术	

（二）组织病理诊断（24个月）

1. 轮转目的

掌握各系统脏器组织学；各系统活检及手术切除标本的大体检查和正确取材；掌握常见各系统疾病病理的正确预诊工作。达到具有独立学习和从事临床诊断病理专业执业的基本能力，并具有良好的发展潜能。

2. 基本要求

（1）学习病种

系　统	病　种
心血管系统	动脉粥样硬化症、小动脉玻璃样变、血管瘤、血栓
呼吸系统	慢性支气管炎、肺气肿、肺结核；肺癌主要病理学类型；上呼吸道常见疾病
消化系统	慢性胃炎、溃疡病、阑尾炎、慢性胆囊炎、肝硬化；消化道及消化腺常见良恶性病变的主要病理学类型及特征
淋巴造血系统	淋巴造血系常见良性病变及恶性淋巴瘤的一般病理学特征
男性生殖泌尿系统	肾盂肾炎、尿路上皮癌、肾透明细胞癌、前列腺增生症、前列腺癌
女性生殖系统及乳腺	子宫内膜增生、子宫平滑肌瘤、子宫颈癌、葡萄胎、子宫内膜腺癌、卵巢囊腺瘤、卵巢畸胎瘤、乳腺增生症、乳腺纤维上皮性肿瘤、乳腺原位癌、乳腺浸润性癌
内分泌系统	甲状腺炎症性病变、结节性甲状腺肿、甲状腺腺瘤、甲状腺乳头状腺癌、肾上腺皮质腺瘤，各系统类癌
神经系统	神经纤维瘤、神经鞘瘤、星形细胞瘤、脑膜瘤
皮肤及软组织	色素痣、尖锐湿疣、表皮样囊肿、基底细胞癌、黑色素瘤、皮肤纤维瘤、脂肪瘤、结节性筋膜炎、脂肪肉瘤、平滑肌肉瘤、横纹肌肉瘤
骨关节	骨软骨瘤、腱鞘巨细胞瘤、骨巨细胞瘤、骨肉瘤

主要是对常见病和多发病病理学特征的认识和诊断能力培养。

（2）第一轮（12个月）轮转操作技能要求：

1）独立规范完成肉眼标本检查、取材和外科病理取材记录书写2000例以上。

2）参加外检预诊2000例以上，规范书写病理诊断报告及辅助检查申请单并达到一定预诊符合率。

3）参加科内病理读片会诊20次以上，院市级以上病理讨论读片会6次以上。

4）参加1例以上尸检工作，熟悉病理解剖记录书写规范。

5）阅读专业文献，参加科内学术活动，做文献报告至少1次。

（3）第二轮（12个月）轮转操作技能要求：

1）独立进行外检的肉眼标本检查和取材，至少3000例。

2）独立进行外检预诊，至少3000例。要求能正确诊断60%以上的常见疾病。

3）参与冷冻切片诊断，至少100例。

4）参加尸检工作2例，要求掌握处理尸检的程序。

5）参与疑难病理的会诊及讨论，至少300例。

6）参与临床病理讨论会3次以上，并在上级医生指导下完成病例讨论的病理报告。

7）掌握特殊染色及免疫组化染色在病理诊断和鉴别诊断中的应用原则和准确判断结果的技能，至少100例。

8）参加学术活动，做英文专业文献报告2次以上，撰写文献综述或个案报告2篇，或

临床病理科

研究论文 1 篇以上。

（三）细胞病理学技术与诊断（3 个月）

1. 轮转目的

掌握细胞病理学专业的基本理论及专业技能，及时了解和跟踪本学科的最新国内外进展，从而达到进行常规细胞病理学初步诊断的能力。

2. 基本要求

掌握：人体各器官细胞学标本采取及固定的方法；巴氏染色法和液基细胞学的原理与操作。

完成细胞学检查初筛工作 1000 例以上。具体病种或基本病变见下表：

系　统	病种或基本病变
妇产科细胞学	正常阴道脱落细胞的形态，炎症反应下的鳞状及柱状上皮细胞，各种炎症细胞形态，细菌、寄生虫的细胞学诊断，上皮内病变的诊断，原位癌的诊断，化学抗癌药物所引起的细胞变化，放射治疗所引起的细胞学变化，激素水平变化引起的内分泌细胞学变化
乳腺针吸细胞学	乳腺增生症、乳腺纤维上皮性肿瘤、乳腺导管内乳头状瘤、乳腺癌
呼吸道细胞学	正常呼吸道上皮的形态，正常呼吸道中所含非细胞物体的形态，呼吸道容易感染的细菌、寄生虫感染的细胞学诊断，癌细胞的诊断，常见的肺转移癌的细胞学特征，上皮癌与肉瘤的鉴别诊断
泌尿道细胞学	正常移行上皮细胞的形态，泌尿道可能感染的寄生虫、细菌的诊断，及移行上皮癌诊断、肾细胞癌诊断、尿道引流术后尿液细胞变化
消化道细胞学	正常消化道细胞形态、炎症反应的细胞变化、各种癌细胞形态学诊断
体腔细胞学	正常体液中细胞的形态及炎症时的变化、转移及体腔原发癌的诊断

（四）相关科室（共 3 个月）

1. 内科

（1）轮转目的

初步了解内科临床内容，为病理诊断疾病充实临床基础，但不侧重学习内科疾病的临床诊断及治疗。

系统掌握内科常见病、多发病相关的基础理论，并能与实际工作中标本取材、处理和观察分析相结合；具有一定的临床经验和科学的临床思维能力，为独立正确地完成常见内科疾病的诊断工作奠定基础。

重点了解内科常见症状、常见病和多发病的发病机制、主要临床表现、诊断程序及其相关病理基础；简要了解内科常见的诊断方法，如 X 线、CT、内镜、超声检查以及常用的特别是新近使用的检验项目。

（2）基本要求

1）常见症状与体征

发热、咳嗽与咳痰、咯血、发绀、胸痛、呼吸困难、水肿、颈静脉怒张、正常心音、心脏杂音、周围血管征、呕吐、腹痛、腹泻、呕血、便血、黄疸、腹腔积液、肝肿大、淋巴结肿大、紫癜、脾肿大、尿路刺激征、头痛。

2）各系统常见病，可在下列各病种中选择：

①呼吸系统：慢性支气管炎和阻塞性肺气肿、慢性肺源性心脏病、支气管哮喘、支气管扩张症、慢性呼吸衰竭、急性呼吸窘迫综合征、肺炎、肺脓肿、肺结核、胸腔积液。

②心血管系统：慢性心力衰竭、心律失常、心搏骤停和心脏性猝死、高血压病、冠状动脉粥样硬化性心脏病、心脏瓣膜病、感染性心内膜炎、心肌疾病、心包疾病。

③消化系统疾病：急慢性胃炎、消化性溃疡、肝硬化、原发性肝癌、急慢性胰腺炎、肠结核、结核性腹膜炎、Crohn病、溃疡性结肠炎、上消化道大出血。

④肾脏疾病：肾小球肾炎、肾病综合征、肾盂肾炎、膀胱炎、肾功能不全。

⑤血液疾病：缺铁性贫血、再生障碍性贫血、急性白血病、慢性粒细胞性白血病、淋巴瘤、过敏性紫癜、特发性血小板减少性紫癜（ITP）、弥散性血管内凝血（DIC）。

⑥内分泌疾病：腺垂体腺瘤、垂体功能减退、甲状腺功能亢进、甲状腺功能减退、库欣（Cushing）综合征、嗜铬细胞瘤、糖尿病、风湿性疾病、类风湿关节炎、系统性红斑狼疮。

⑦感染疾病：病毒性肝炎、艾滋病、流行性乙型脑炎、伤寒、细菌性痢疾、流行性脑脊髓膜炎、感染性休克、肠阿米巴病、日本血吸虫病、囊尾蚴病。

3）辅助检查

临床检验结果判读；常见心电图改变（阅图）；常见胸部X线检查异常（阅片）；骨髓穿刺和骨髓涂片细胞学检查。

2. 外科

（1）轮转目的

掌握外科常见病、多发病相关的基础理论，具有科学的临床思维能力，为独立正确地完成常见外科疾病的诊断工作奠定基础。并能与实际工作中标本取材、处理和观察分析相结合。

初步掌握外科常用影像学检查（超声、CT、MRI、X线检查等）的观察技能。

了解外科常见疾病的发病机制、临床表现及治疗原则；外科处理病人的基本原则。

（2）基本要求

1）常见病理过程和临床表现

水、电解质代谢紊乱和酸碱平衡失调，外科感染（软组织急性感染与手部急性化脓性感染、全身化脓性感染、特殊性感染），创伤和战伤，烧伤，外科休克，多器官功能障碍综合征（急性肾衰竭、应激性溃疡、急性肝衰竭），良恶性肿瘤。

2）各系统常见病，可在下列各病种中选择

①普通外科：颈部疾病（单纯性甲状腺肿、甲状腺功能亢进的外科治疗、甲状腺肿瘤），乳房疾病（急性乳腺炎、乳腺增生症、乳房纤维腺瘤、乳癌），腹外疝（腹股沟疝、股疝），腹部损伤（常见腹部内脏损伤），急性化脓性腹膜炎（化脓性腹膜炎、腹腔脓肿），胃肠疾病（胃、十二指肠的外科急症、胃癌、肠梗阻、结肠癌、肠炎性疾病），阑尾炎

171

（急性阑尾炎、特殊类型阑尾炎），直肠肛管疾病（肛裂、直肠肛管周围脓肿、肛瘘、痔和直肠息肉、直肠癌），肝胆疾病（肝脓肿、肝癌、门静脉高压症、胆囊结石、急性胆囊炎、肝外胆管结石、急性梗阻性化脓性胆管炎、胆管蛔虫、胆管癌），胰腺疾病（急性胰腺炎、胰头癌与壶腹癌、胰腺内分泌肿瘤），周围血管疾病（血栓闭塞性脉管炎、动脉瘤、下肢静脉疾病）。

②心胸外科：胸部损伤（肋骨骨折、损伤性气胸、心脏损伤），急慢性脓胸，肺癌，食管癌，原发性纵隔肿瘤。

③骨科：骨折概论（骨折的临床表现及X线检查、骨折的并发症、骨折的急救及治疗、骨折的愈合），上肢骨折（锁骨骨折、肱骨外科颈骨折、肱骨干骨折、肱骨髁上骨折、桡骨下端骨折），下肢骨折（股骨颈骨折、股骨干骨折、胫腓骨骨折），脊柱和骨盆骨折（脊柱骨折、骨盆骨折），关节脱位（肘关节脱位、肩关节脱位、桡骨头半脱位、髋关节脱位），手外伤及断肢（指）再植，运动系统慢性疾病（慢性损伤、腰腿痛与颈肩痛），骨与关节感染（化脓性感染、结核），骨肿瘤（良恶性骨肿瘤的特点、骨软骨瘤、巨细胞瘤、骨肉瘤的临床特点及X线片特征）。

④泌尿生殖科：泌尿、男生殖系统肿瘤（肾癌、肾盂癌、肾母细胞瘤、膀胱肿瘤、前列腺癌、睾丸肿瘤），泌尿、男生殖系统肿瘤泌尿系统梗阻（肾积水、良性前列腺增生症、急性尿潴留），泌尿系统损伤（肾损伤、球部尿道损伤、后尿道损伤），泌尿、男生殖系统结核（肾结核），泌尿、男生殖系统先天性畸形及其他疾病（隐睾、精索静脉曲张、尿道下裂、鞘膜积液），尿结石（上尿路结石、膀胱结石）。

⑤神经外科：颅脑损伤（头皮损伤、颅骨损伤、脑损伤、颅内血肿、病人意识状态评估），颅内和椎管内血管性疾病（高血压、脑内血肿、蛛网膜下腔出血），颅内肿瘤。

3）外科操作与技能

输血，心、肺、脑复苏，围术期处理（术前准备、术后处理、术后并发症），外科病人的营养代谢（营养需要、营养补充）。

（3）较高要求

参加2次以上全科或主任医师查房；观摩5次以上手术，了解手术病例的诊断过程及最后诊断，并学习说明这些病例的病理变化。

3. 医学影像科

（1）轮转目的

掌握：人体各系统的正常影像解剖、基本病变表现、常见疾病诊断和鉴别诊断要点；超声正常解剖结构；彩色多普勒超声的基本原理；常见消化（肝胆胰脾）、心血管（心脏和大血管）、泌尿（肾、膀胱、前列腺）、妇科、浅表器官等常见疾病的超声诊断；CT及MRI增强检查的原理及意义。

了解：X线、CT、MRI及超声成像的基本原理，消化道造影检查适应证和常见疾病的诊断，ERCP及MRCP常见病变表现；超声诊断基础；二维超声、M型超声心动图、彩色多普勒血流成像（CDFI）、介入超声、腔内超声等；CT和超声引导下脏器穿刺活检术的适应证和注意事项。

（2）基本要求

学习各系统常见病的影像学表现，可在下列病种中选择：

放射：

肺炎	肺脓肿	胃、十二指肠溃疡
肺结核	肺肿瘤	结直肠癌
慢性支气管炎肺气肿	支气管扩张	肝癌
高血压性心脏病	肺心病	胆石症
肠梗阻	食管癌	脑血管意外
食管静脉曲张	唾液腺肿瘤	甲状腺肿瘤
胃癌	鼻咽癌	肺肿瘤
肝硬化	纵隔肿瘤	肾肿瘤
肝血管瘤	乳腺癌	淋巴瘤
胰腺癌	骨肿瘤	软组织肿瘤

超声：

冠心病	肝硬化	乳腺肿瘤
高血压病	肝血管瘤	卵巢肿瘤
室间隔缺损	肝癌	膀胱肿瘤
心肌病	胆结石	肾结石
风心病二尖瓣狭窄	胰腺癌	肾肿瘤
房间隔缺损		

（五）外语、科研、教学等能力的要求

1. 具备一定的专业外语听、说、读、写能力。

2. 系统阅读指定的国内外专业参考书，并掌握查阅国内外文献的技能，每年就所阅读的外文文献做一次专题读书报告。

3. 了解科研选题和科研设计的基本程序，在上级医师指导下选择适当题目参加研究，并学习撰写研究论文。

4. 了解临床病理资料的管理方法，掌握计算机在临床病理学工作上的应用。

5. 参与病理教学工作，指导低年资医师。

四、推荐阅读书刊

1. 刘彤华. 诊断外科病理学. 北京：人民卫生出版社. 最新版.

2. 武忠弼，等. 中华外科病理学. 北京：人民卫生出版社. 最新版.

3. Rosai Ackerman Surgical Pathology. Philadelphia：Elsevier Pre LTD. 最新版.

4. WHO classification of tumours. IARC. 最新版.

临床病理科

5. 中国医师协会. 国家执业医师、护师"三基"训练丛书——临床医师分册、医学检验和医学影像分册. 北京：人民军医出版社. 最新版.

修　订：北京市住院医师规范化培训临床病理科专科委员会
审　定：北京市住院医师规范化培训工作指导委员会

临床病理科

174

口腔科培训细则

　　口腔医学为相对独立于临床医学的一级学科，以维护、促进口腔健康，防治口腔器官和口颌系统（包括牙及牙周组织、牙槽骨、唇、颊、舌、腭、咽、面部软组织、颌面诸骨、颞下颌关节、涎腺和相关颈部组织等）疾病为主要内容。口腔专业包括牙体牙髓、牙周、儿童口腔、口腔黏膜、口腔颌面外科、口腔修复、口腔正畸、口腔预防、口腔颌面影像、口腔病理等亚专业。

一、培训目标

　　通过规范化培训，使住院医师打下扎实的口腔科临床工作基础，掌握正确的临床工作方法，准确采集病史、规范体格检查、正确书写病历，能够认识口腔科各类常见疾病，掌握口腔科常见疾病的诊治原则和操作技能，掌握口腔科感染控制的理论知识和操作技能；熟悉口腔科的诊疗常规和临床路径。培训结束时，住院医师应具有良好的职业道德和人际沟通能力，具有独立从事口腔科临床工作的能力，可为口腔疾病患者提供涉及多专业的综合性诊治服务和/或实施口腔健康一、二、三级预防保健措施。

二、培训方法

　　本阶段为口腔科医师的基础培训，采取在口腔科范围内各亚专科及其他相关科室轮转的形式进行。住院医师需完成共计36个月的培训，按33个月必选轮转+3个月选修轮转制定培训细则。通过管理病人、参加门诊和各种教学活动，完成口腔科规定的病种和基本技能操作数量；认真填写《住院医师规范化培训登记手册》；参与见习/实习医生的口腔科临床教学工作。

　　理论知识以自学和讨论为主，有部分科内专业小讲课。

　　实践技能通过临床科室轮转进行培养，在有明确专业划分的培训基地，应分科轮转，时间安排见下表。

（一）必选的轮转科室及时间

轮转科室	时间（月）	轮转科室	时间（月）
口腔颌面外科	6	口腔修复科	6
牙体牙髓科	6	累计参加口腔预防	1
牙周科	6	口腔正畸科	1
口腔黏膜科	1	口腔颌面影像科	1
儿童口腔科	3	累计参加口腔急诊/综合	2
合　　计			33

175

在没有明确专业划分的培训基地，应参照轮转专业的培训内容，完成相应专业的病种及病例数。

轮转6个月的科室要求书写门诊病历20份，轮转3个月的科室要求书写门诊病历10份。

（二）选修的轮转科室

选修的3个月结合本人申请，由基地安排，可在以下3个选修科室或10个必选科室内进行选择，可选修同一科室或不同科室，工作量按制定的相应比例计算。

轮转科室	轮转科室
口腔病理科	修复技术室
门诊办公室（患者服务中心）	

三、培训内容与要求

（一）口腔颌面外科（6个月）

1. 轮转目的

掌握：口腔颌面外科常见病和多发病的病因、发病机制、临床表现、诊断和鉴别诊断、治疗原则和处理方法；口腔颌面外科的病史采集、检查方法和病历书写以及各种申请单的正确填写。

熟悉：口腔颌面外科门诊各项诊疗常规，技术操作常规以及临床合理用药和用血知识。

了解：口腔颌面部综合征基本知识，疑难病的诊疗思路。

2. 基本要求

操作技能及例数

操作技术名称	最低例数	操作技术名称	最低例数
常用口腔麻醉（传导阻滞、浸润麻醉）	200	阻生牙、埋伏牙拔除	8
普通牙拔除	80	牙槽外科手术	5
困难牙拔除（死髓牙、残根或残冠）	20	完成或参与其他门诊手术	5

3. 较高要求（在基本要求的基础上还应学习以下疾病和技能）

临床知识、技能

疾病名称	操作技术名称
口腔颌面部创伤	清创术
口腔颌面部多间隙感染	多间隙感染的脓肿切开引流术
口腔癌	口腔癌综合治疗

（二）牙体牙髓科（6个月）

1. 轮转目的

熟练掌握：牙体牙髓科常见疾病的诊断、鉴别诊断方法及治疗方法。

掌握：牙体牙髓科病历及医疗申请单的正确书写方法；橡皮障的使用。

熟悉：牙体牙髓科常见治疗并发症的预防和处理方法。

了解：牙体牙髓根尖外科手术，牙体牙髓科各种制剂的性质、用途、成分及注意事项。

2. 基本要求

（1）学习病种及例数

病种	最低例数	病种	最低例数
浅龋	10	慢性牙髓炎	30
中龋	10	急性根尖周炎	5
深龋	10	慢性根尖周炎	60
急性牙髓炎	5	非龋性疾病	10

（2）操作技能及例数

操作技术名称（术者）	最低例数	操作技术名称（术者）	最低例数
前牙充填（活髓）	30	根管治疗	100（根管再治疗≥10）
后牙充填（活髓）	30	前牙复合树脂贴面修复	2

（3）门诊病历

20例病历中要求复合树脂充填（活髓牙）5例，慢性牙髓炎5例，急、慢性根尖周炎10例。

（三）牙周科（6个月）

1. 轮转目的

（1）牙周疾病各病种

掌握：慢性牙龈炎（菌斑性龈炎）、慢性牙周炎、侵袭性牙周炎、根分叉病变、牙周-牙髓联合病变、牙周脓肿。

熟悉：药物性牙龈增生、急性坏死溃疡性龈炎。

了解：妊娠期龈炎、妊娠瘤、牙龈瘤、全身疾病在牙周的表现，如白血病、HIV感染的牙周表现。

（2）基本技能

掌握：口腔卫生和菌斑控制方法及指导、与患者交流的方法，牙周病的系统检查方法、病史采集方法、病历书写及医疗申请单的正确书写；牙周病常见病的诊断、鉴别诊断及危险因素评估。熟练地阅读全口根尖片和曲面断层片，掌握牙周炎X线片的诊断。针对不同患者的个性化系统治疗设计。选用恰当的器械正确地进行全口龈上洁治、龈下刮治及清创

177

（手工洁治合格后，才能使用超声洁牙机）。维护阶段的治疗。

熟悉：牙周松动牙固定的基本方法，选磨调𬌗，牙周手术前的准备。牙周龈切术、翻瓣术、牙冠延长术的方法。

了解：牙周骨成形术、植骨术、截根术的方法，正畸与修复治疗中的牙周维护。

2. 基本要求

（1）学习病种及例数

病种	最低例数	病种	最低例数
菌斑性龈炎	20	慢性牙周炎	90

（2）操作技能及例数

操作技术名称	最低例数
菌斑控制的指导（包括对正畸、修复患者）	25
牙周检查、诊断及综合治疗设计（系统治疗病例）	20
全口龈上洁治	100（手工洁治>20）
全口龈下刮治	40
牙龈切除术（术者或助手）	6
牙龈翻瓣术/牙冠延长术（术者或助手）	4

3. 较高要求（在基本要求的基础上还应学习以下疾病和技能）

（1）学习病种

急性坏死溃疡性龈炎、白血病、药物性牙龈增生、妊娠性龈炎、侵袭性牙周炎、牙周-牙髓联合病变、牙周脓肿。

（2）操作技能

松牙固定，𬌗治疗（𬌗干扰及食物嵌塞等），牙周骨成形术、植骨术、截根术。

（四）口腔黏膜病科（1个月）

1. 轮转目的

掌握：口腔黏膜病的病史采集、检查方法和病历书写；口腔黏膜常见病、多发病的病因、发病机制、临床表现、与系统疾病的关系、诊断与鉴别诊断、治疗原则和处理方法；复发性溃疡、扁平苔藓、疱疹性口炎、白色念珠菌感染的诊治原则。

熟悉：慢性唇炎、白斑、天疱疮等疾病的诊治原则。

了解：某些全身疾病在口腔的表现，如艾滋病、梅毒等。

2. 基本要求

（1）学习病种及例数

病种	最低例数	病种	最低例数
复发性口腔溃疡	10	慢性唇炎	3
扁平苔藓	5	白斑等癌前病变或癌前状态	1
疱疹性口炎	1	天疱疮	1
口腔白色念珠菌感染	3	其他	5

（2）操作技能及例数

操作技术（助手）	最低例数	操作技术（助手）	最低例数
复发性口腔溃疡的治疗	10	口腔白色念珠菌感染的治疗	2
扁平苔藓的治疗	5	慢性唇炎的治疗	3
疱疹性口炎的治疗	1	其他口腔黏膜病的治疗	1

3. 较高要求（在基本要求的基础上还应学习以下疾病和技能）

了解艾滋病、梅毒等全身疾病的口腔表现。

通过专题讲座、病例讨论等，加强对罕见病的认识，提高鉴别诊断能力。

（五）儿童口腔科（3个月）

1. 轮转目的

掌握：接诊儿童患者的方法及病史采集、口腔检查、病历书写方法；建立儿童口腔健康管理的理念；儿童乳牙、年轻恒牙龋病、牙髓病和根尖周病的诊治特点和常规治疗操作；乳恒牙替换特点及乳牙拔除适应证。

熟悉：儿童前牙外伤的诊断、治疗原则及应急处理方法。

了解：儿童咬𬌗诱导的临床意义和基本方法。

2. 基本要求

（1）操作技能及例数（独立完成）：

操作技术	最低例数	操作技术	最低例数
窝沟封闭术	5	乳牙拔除	20
龋齿药物治疗	2	间接牙髓治疗术	2
乳恒牙龋齿充填术（含安抚和盖髓后治疗）	60	儿童恒牙根管治疗术	2
预防性树脂充填术	5	完成或参与儿童牙外伤处理	2
乳牙牙髓摘除术（根管充填术）	15	儿童橡皮障隔湿术	5

口腔科

179

（2）门诊病历

10 例病历中要求乳牙龋病 4 例，乳牙急慢性牙髓炎、根尖周炎 5 例、儿童牙外伤 1 例。

3．较高要求

操作技能（独立完成或参与完成）：

操作技术	最低例数	操作技术	最低例数
年轻恒牙牙髓摘除术（含根尖诱导成形术、牙髓血管再生术或牙根形成术）	2	牙髓切断术	4
		丝圈式间隙保持器	5

（六）口腔修复科（6个月）

1．轮转目的

掌握：口腔修复学的理论知识，常见修复体的适应证、设计原则及牙体制备的基本要求。

熟悉：常用修复材料的性能和修复体的制作工序；印模制取、各类修复体戴入及调𬌗等常见问题的处理原则。

了解：经典著作及相关文献，或参加必修课或选修课的学习；义齿的工艺制作要求。

2．基本要求

（1）学习病种及例数

病种	最低例数	病种	最低例数
牙体缺损	40	牙列缺失	2
牙列缺损	25		

（2）操作技能及例数

操作技术	最低例数	操作技术	最低例数
可摘局部义齿修复（其中铸造支架义齿）	20（15）	总义齿（含支架总义齿）的修复	2
冠桥的修复（其中固定桥）	35（1~2）	各类桩核的修复	15

3．较高要求（在基本要求的基础上还应学习以下知识技能）

操作技能：嵌体修复、疑难总义齿修复、咬合重建、咬合板治疗。

（七）口腔预防（累计1个月）

1．轮转目的

掌握：常用龋病预防药物和预防保健措施；常用的医学统计方法。

了解：牙防组织机构、历史发展及现状；牙防工作的组织和实施方法；口腔卫生保健的调研方法（设计、资料汇集、分析总结）。

2．基本要求

（1）操作技能及例数

操作技术名称（术者）	最低例数	操作技术名称（助手）	最低例（次）数
预防性充填	2	龋病牙周病流行病学调查设计	1
局部用氟化物防龋	5	调查资料收集整理	1
窝沟封闭	5	牙防工作的组织和实施	1
口腔健康教育	25	社区口腔调研或宣教	1

（2）社区牙防

参加社区口腔调研或基层牙防工作，完成1篇流行病调查设计，或参加社区牙防工作总结。

（八）口腔正畸科（1个月）

1．轮转目的

巩固所学口腔正畸学的理论知识，了解错𬌗畸形的原因、分类、诊断和矫治原则；了解各类矫治器的设计原则及应用。在上级医师指导下，熟悉活动矫正器的制作，临床观察固定矫正器简单操作，包括粘带环、结扎、粘托槽等。

2．基本要求

了解错𬌗畸形的病因、分类、诊断和矫治原则；了解各类矫治器的设计原则及应用。

3．较高要求

临床观察活动矫正器的制作和应用活动矫治器矫治简单的错𬌗病例；观摩固定矫治器临床简单操作，包括粘带环、结扎、粘托槽等，并观摩固定矫正器矫治过程。

（九）口腔颌面影像科（1个月）

1．轮转目的

掌握：口腔颌面医学影像学的理论知识；常见口内片、口外片投照技术和应用范围；口腔颌面部正常及病变X线表现。

熟悉：曲面断层、鼻颏位、下颌骨侧位、颧弓轴位等正常影像和解剖标志，根据解剖标志辨认牙科CT片各层次。

了解：放射诊断报告书的书写要求；颞下颌关节造影及内镜；涎腺造影及内镜；B超检查技术。

2．基本要求

（1）学习病种及例数

病种	最低例数	病种	最低例数
牙体、牙周组织疾病	50	颌骨囊肿、肿瘤及瘤样病变	10
颌面骨组织炎症	5	颞下颌关节疾病	5
外伤	10	涎腺疾病	5

181

（2）操作技能及例数

操作技术（术者）	最低例数	操作技术	最低例数
牙片投照	40	常见口腔 X 线片、CT 片判读	50

3. 较高要求（在基本要求的基础上还应学习以下疾病和技能）

（1）学习病种

颞下颌关节病分类（造影术下分类诊断）、颞下颌关节病分类（内镜下分类诊断）、涎腺疾病（内窥镜下分类诊断）、口腔颌面头颈软组织及涎腺疾病（B 超诊断）。

（2）操作技能

颞下颌关节造影术、内镜术，涎腺内窥镜术，B 超操作及诊断。

（十）口腔急诊／综合（累计 2 个月）

1. 轮转目的

通过培训，住院医师能够具备口腔急诊及综合诊治意识，能够掌握口腔急症的各类常见疾病，诊治原则和操作技能，熟悉口腔科的急诊常规和临床路径。

掌握牙体牙髓病、牙周病的急症处理，熟悉儿童口腔病急症处理和口腔颌面部外伤的应急或初步处理，了解口腔黏膜急症的处理。

初步掌握心肺脑复苏术的适应证、抢救方法；晕厥、各类休克发生的判断方法和常用药物的使用。

2. 基本要求

操作技能及例数

操作技术名称（术者）	最低例数	操作技术名称（术者）	最低例数
牙痛的鉴别诊断及处置	50	口腔颌面部急性炎症的处置	3
牙外伤的鉴别诊断及处置	10	口腔急性出血的处置	3
牙周脓肿的鉴别诊断及处置	5	多学科诊治患者（涉及两个及以上专业病例）	20
口腔颌面部软硬组织外伤的处置	5		

（十一）选轮科室

1. 口腔病理科（1 个月工作量）

（1）轮转目的

掌握：巩固所学口腔病理学的理论知识，初步掌握切取组织标本的正规要求，初步掌握组织固定的时间、固定液的要求，收到标本后的登记程序，以及病理报告的发放程序。

熟悉：病理资料的收集、整理方法；参加读片，学习写诊断报告。

了解：病理切片制作的全过程；初步了解特殊染色的诊断意义；初步了解各种固定液、染色液浓度及用途。

（2）基本要求

操作技能及例数

操作技术名称	最低例数	操作技术名称	最低例数
活体组织检查	5	病理标本的登记及管理	20
了解病理切片制作过程	20	病理资料的收集、整理	60

（3）较高要求

操作技能及例数：

操作技术名称	最低例数	操作技术名称	最低例数
病理诊断	10	病理读片	10

2. 门诊办公室（患者服务中心，1个月工作量）

（1）轮转目的

掌握：医院的各项规章制度；化解医患纠纷的基本技巧；初步掌握处理医患矛盾的方法。

熟悉：医院工作环境，门诊管理的基本流程。

了解：卫生法规的相关文件。

（2）基本要求

参与门诊管理工作1个月。根据口腔医疗的实际情况和社会环境的改变，学习如何与患者沟通，避免医患纠纷的发生，培养优良的医德、医风。做到关心病人，耐心解答问题。至少参与处理服务态度类纠纷5例，并按照工作要求，写1篇心得体会或合理化建议。

3. 修复技术室（1个月工作量）

（1）轮转目的

掌握：模型修整、模型设计及上𬌗架；卡环的设计，卡环的弯制方法、𬌗支托的制作方法以及卡环、连接杆的各种类型及其各部分的作用。

初步掌握：排牙的基本理论，以及排牙、形成及调𬌗的方法；包埋材的成分及理化特性，以及埋盒、开盒、研磨全过程；冠的蜡型制备。

了解：铸造支架和烤瓷冠的工艺流程；金属材料、非金属材料的理化特性。

（2）基本要求

操作技能及例数：

操作技术名称（术者）	最低例数	操作技术名称（助手）	最低例数
模型修整	20	铸件包埋	5
卡环弯制	20		
𬌗支托制作	10		
埋盒、开盒	10		

（3）较高要求

操作技能及例数：

操作技术名称（术者）	最低例数	操作技术名称（术者）	最低例数
排牙、形成	3	研磨	10
铸造冠的制备	5		

（十二）外语、教学、科研等能力

轮转 6 个月的科室要求完成病例报告 1 次，英文文献翻译（1000 字以上）或综述 1 篇。
轮转 3 个月的科室要求完成病例报告 1 次。

四、推荐阅读书刊

1. 张震康，俞光岩. 实用口腔科学. 第 3 版. 北京：人民卫生出版社，2009
2. 曹采方. 临床牙周病学. 第 1 版. 北京：北京大学医学出版社，2006
3. 葛立宏. 儿童口腔医学. 第 4 版. 北京：人民卫生出版社，2012
4. Jeffrey A Dean，David R Avery. Dentistry for the Child and Adolescent. The C. V. Mosby Company，2011
5. 葛立宏，龚怡主译. 牙外伤——教科书及彩色图谱. 第 4 版. 北京：人民卫生出版社，2012
6. 栾文民，王兴. 全国专科医师培训规划教材——口腔科学. 第 1 版. 北京：人民卫生出版社，2009
7. 王翰章，周学东. 中华口腔科学. 第 2 版. 北京：人民卫生出版社，2009
8. 现代口腔医学杂志.（ISSN 1003-7632）
9. 张震康. 临床技术操作规范——口腔医学分册. 第 1 版. 北京：人民军医出版社，2004
10. 中国医师协会. 国家执业医师、护师"三基"训练丛书——临床医师分册、医学检验和医学影像分册. 第 1 版. 北京：人民军医出版社，2009

口
腔
科

修　订：北京市住院医师规范化培训口腔科专科委员会
审　定：北京市住院医师规范化培训工作指导委员会

全科医学科培训细则

全科医学是一门涉及面广、整体性强的临床医学学科，它与临床各科关系密切，是临床各科的基础。全科医生应具有高尚职业道德和良好专业素质，掌握专业知识和技能，能独立开展工作，以人为中心、以维护和促进健康为目标，向个人、家庭与社区居民提供综合性、协调性、连续性的基本医疗卫生服务。

一、培养目标

全科医生规范化培养以提高临床和公共卫生实践能力为主，不仅要求能准确询问、书写病史，进行全面体格检查，基本掌握门、急诊常见疾病的诊断和处理，熟悉主要临床科室诊疗常规（包括诊疗技术），而且要树立以人为中心、家庭为单位、社区为基础的观念，培养为个体与群体提供连续性、综合性、协调性服务的能力，学习与服务对象沟通并建立良好医患关系的技巧，训练社区卫生服务综合管理和团队合作的能力。

二、培养年限和方法

全科医生规范化培养年限为 3 年，实际培训时间不少于 33 个月。因特殊情况不能按期完成培训任务者，允许申请延长培养年限。

全科住院医生以住院医师的身份在国家认定的全科医生规范化培养基地各相关临床科室和基层实践基地进行轮转培训：

（一）临床科室轮转

总计培训时间为 27 个月。全科住院医师参加临床培养基地中主要临床科室的诊疗工作，接受临床基本技能训练，同时学习相关专业理论知识。

临床科室轮转建议由内科开始，其他科室可根据培训基地实际情况安排。

内科轮转时间总计为 12 个月，安排病房时间应不少于 8 个月，管理床位数不少于 5张；神经内科轮转时间总计为 2 个月，安排病房时间应不少于 1 个月，管理床位数不少于 3张。内科和神经内科要求的病种及其例数，主要在病房完成，不足部分在门诊补充。

儿科可安排在门诊或病房完成；其他科室轮转可安排在门诊完成；部分科室（如康复科、中医科）可在基层实践基地完成。

临床科室轮转期间，每周应安排不少于半天时间学习相关学科知识。各科少见病种、地方病、传染病及季节性较强的病种，可采用病例分析、讲座等形式进行学习。

轮转时间较长的科室，可结合实际情况分段进行安排，以促进对知识的消化和理解。

（二）基层实践

总计培训时间为 6 个月。全科住院医师接受全科医疗服务、预防保健与公共卫生服务、

185

基层医疗卫生管理等技能训练，主要在基层医疗卫生机构与专业公共卫生机构完成。

具体时间安排可根据实际情况集中或与临床科室轮转部分穿插在3年内分开完成。

轮转科室及时间分配见下表：

培养方式	轮转科室	培训地点	时间分配（月）
临床科室轮转	内科		
	心内科	主要在病房、门诊补充	3
	呼吸内科	主要在病房、门诊补充	2
	消化内科	主要在病房、门诊补充	2
	内分泌科	主要在病房、门诊补充	2
	肾内科	主要在病房、门诊补充	1
	风湿病科	主要在病房、门诊补充	0.5
	血液科	主要在病房、门诊补充	0.5
	肿瘤科	主要在病房、门诊补充	1
	神经内科	主要在病房、门诊补充	2
	外科：		
	普通外科	门诊	1
	骨科、泌尿科	门诊	1
	妇产科	门诊	1
	儿科	门诊或病房	2
	急诊		
	内科急诊	急诊	1.5
	外科急诊	急诊	1
	院前急救	120 或 999	1
	皮肤科	门诊	0.5
	眼科	门诊	0.5
	耳鼻咽喉科	门诊	0.5
	传染科	门诊	0.5
	精神科	门诊或病房	1
	康复医学科	门诊或病房	0.5
	中医科	门诊	0.5
	选修科室	门诊	0.5
基层实践	全科医疗服务	社区卫生服务中心（站）	4.5
	基本公共卫生服务	社区卫生服务中心（站）	1.5
机动			3
合　计			36

全科医学科

三、培养内容与要求

全科医生规范化培养内容包括理论培训、临床技能培训和基层医疗卫生实践。

理论培训内容以临床实际需要为重点，主要包括：①医学伦理与医患沟通；②有关法律、法规（具体见附表）；③临床科研设计与方法；④临床专业相关理论；⑤全科医学、社区卫生服务和公共卫生相关理论。时间安排可集中或分散在 3 年培养过程中完成。可采用集中面授、远程教学、临床医学系列讲座、专题讲座、临床案例讨论、读书报告会、自学等多种形式进行。

临床相关理论知识和技能培训内容详见各轮转科室具体要求。

（一）内科（12 个月）

1. 轮转目的

系统学习内科常见病、多发病的基础理论和基本知识，掌握病史采集、体格检查、病历书写等临床技能及心电图检查等必要的诊疗技术；培养缜密的临床思维；掌握内科常见疾病的诊断、治疗，急危重症的处理原则及转诊指征，以及专科治疗后的社区照顾与随访。内科学习结束时，全科住院医师应具有正确评估及处理内科常见疾病的能力，识别疾病的不稳定状态及高危状态，并能给予正确的急救与转诊。

2. 培养内容

（1）症状学

掌握发热、头痛、胸痛、心悸、腹痛、头晕、晕厥、意识障碍、咳嗽、咯血、黄疸、呕吐、腹泻、便秘、血尿、蛋白尿、呕血与便血、水肿（浆膜腔积液）、贫血、关节痛、淋巴结肿大、消瘦、肥胖等常见症状的诊断、鉴别诊断和处理原则。

（2）主要疾病

1）心血管系统疾病

①高血压

掌握：正常血压值，高血压的诊断标准、分型，高血压的分级及危险分层，原发性高血压与继发性高血压的鉴别诊断，高血压的急、慢性并发症，老年高血压的临床特点，高血压的非药物治疗和药物治疗，高血压急症的治疗原则，高血压一、二、三级预防原则，高血压患者健康管理服务规范。

熟悉：高血压药物治疗进展。

了解：高血压流行趋势及发病机制。

②冠心病

掌握：冠心病的诊断，心绞痛的临床分型、临床表现及鉴别诊断、缓解期的治疗、急性期的处理及转诊指征，心肌梗死的诊断依据、心电图特征、与其他疾病的鉴别诊断、处理原则与院前急诊处理、转诊指征及注意事项，介入治疗后病人的社区照顾与随访，冠心病一、二、三级预防原则及康复措施。

熟悉：心肌梗死恢复期、维持期的康复治疗。

了解：缺血性心脏病的临床分型；冠心病介入治疗与外科治疗的方法和适应证。

③心力衰竭

掌握：心力衰竭的定义、分型、临床表现、诊断与鉴别诊断、心功能分级、预防原则及康复；急性心力衰竭的急救与转诊；常用药物的作用机制、适应证、禁忌证，药物过量的临床表现与处理原则。

熟悉：慢性心力衰竭的病因、诱发因素。

④心律失常

掌握：常见心律失常的临床表现及心电图诊断，低危心律失常的诊断和处理，高危心律失常的识别、急诊处理及转诊、介入治疗后病人的社区照顾与随访。

熟悉：抗心律失常药物的分类、作用特点和临床应用。

了解：常见心律失常的病因、血流动力学改变，永久性心脏起搏器植入术的适应证及术后的注意事项，心律失常介入治疗的适应证和禁忌证。

⑤心肌炎与心肌病

掌握：心肌炎与心肌病的定义。

熟悉：心肌炎与心肌病的诊断和治疗原则。

⑥心脏瓣膜病

掌握：心脏瓣膜病的主要病因和常见并发症。

熟悉：心脏瓣膜病的诊断和常见并发症的治疗原则。

2）呼吸系统疾病

①上呼吸道感染

掌握：上呼吸道感染的临床表现、诊断、用药原则，抗生素的合理使用原则。

熟悉：上呼吸道症状的鉴别诊断。

了解：上呼吸道感染常见并发症的预防与处理。

②支气管哮喘

掌握：支气管哮喘的临床表现、诊断与鉴别诊断、治疗原则，重症哮喘的诱因及临床表现、急救原则、缓解期社区防治。

熟悉：支气管哮喘的病因、流行病学特点。

了解：支气管哮喘的发病机制，峰流速仪和呼吸机的使用。

③慢性支气管炎和慢性阻塞性肺疾病

掌握：慢性支气管炎和慢性阻塞性肺疾病的病因、临床表现、分型、诊断与鉴别诊断，急性发作期及慢性迁延期的治疗，三级预防措施与康复。

熟悉：慢性支气管炎和慢性阻塞性肺疾病的发病机制、流行病学特点，社区预防管理及家庭氧疗方法。

④肺炎

掌握：肺炎的病因、临床表现与诊断，常见肺炎的鉴别和治疗原则，抗生素的合理使用原则。

熟悉：急性并发症的临床表现及处理原则。

⑤睡眠呼吸暂停低通气综合征

掌握：睡眠呼吸暂停低通气综合征的诊断标准、分型、常见病因、临床表现及并发症。

熟悉：睡眠呼吸监测（多导睡眠图），睡眠呼吸暂停低通气综合征的防治原则，无创正压通气治疗机的操作和使用。

了解：睡眠呼吸暂停低通气综合征的发病机制。

⑥急性肺梗死

掌握：急性肺梗死的临床表现、诊断与鉴别诊断、急诊处理原则。

熟悉：急性肺梗死的防治原则。

了解：急性肺梗死的发病机制。

⑦慢性咳嗽

掌握：慢性咳嗽的定义、主要病因。

熟悉：慢性咳嗽的治疗原则。

⑧肺间质病

掌握：肺间质病的主要病因、诊断。

熟悉：肺间质病的治疗原则。

⑨支气管扩张

掌握：支气管扩张临床表现、诊断。

熟悉：支气管扩张的内科治疗原则。

3）消化系统疾病

①急、慢性胃炎

掌握：急、慢性胃炎的分型及临床表现、鉴别诊断和常用治疗方法。

②消化性溃疡

掌握：消化性溃疡的临床表现、诊断及鉴别诊断、药物治疗，并发消化道大出血的急诊处理及转诊措施。

熟悉：消化性溃疡的发病机制、并发症及处理，溃疡病的手术治疗指征。

了解：各项辅助检查的临床意义及检查前的准备。

③急、慢性腹泻

掌握：急、慢性腹泻的常见病因及鉴别诊断、常规治疗、特殊性治疗和预防原则。

熟悉：感染和非感染性肠道疾病的鉴别诊断，肠道传染病报告程序及消毒处理措施。

了解：结肠镜检、钡灌肠的适应证及检查前的准备工作。

④胃食管反流病

掌握：胃食管反流病的临床表现及处理原则。

熟悉：胃食管反流病的发病机制与并发症。

⑤肝硬化

全科医学科

掌握：肝硬化的病因、肝功能代偿期与失代偿期的临床表现、肝性脑病的诱因及预防。

熟悉：肝硬化的发病机制、辅助检查的临床意义、治疗要点。

⑥功能性胃肠病

掌握：功能性胃肠病的定义。

熟悉：功能性胃肠病的病因、临床表现和药物治疗。

⑦急性胰腺炎

掌握：急性胰腺炎的病因、诊断。

熟悉：急性胰腺炎的治疗原则。

4）泌尿系统疾病

①泌尿系统感染

掌握：急、慢性泌尿系统感染的诱因、临床表现、鉴别诊断、常规治疗及预防措施。

②肾小球病

掌握：急、慢性肾小球肾炎临床特点、诊断与鉴别诊断，治疗和预防原则。

熟悉：肾上腺皮质激素、免疫抑制剂和抗凝剂的应用，急、慢性肾炎并发症的处理，继发性肾小球疾病（糖尿病肾病、高血压肾小动脉性肾硬化）的诊断与处理原则。

③慢性肾功能不全

掌握：慢性肾功能不全的诊断、治疗原则、预防及早期筛查。

熟悉：非透析疗法，腹膜透析的适应证及实施步骤。

了解：血液透析的适应证。

5）内分泌及代谢系统疾病

①糖尿病

掌握：糖尿病的分型与诊断标准、药物治疗、非药物疗法，低血糖、酮症酸中毒、高血糖高渗状态诱发因素、诊断及救治措施、转诊指征，糖尿病患者健康管理服务规范。

熟悉：糖尿病慢性并发症及处理原则。

了解：糖尿病流行趋势及发病机制。

②血脂异常和脂蛋白异常血症

掌握：脂蛋白异常血症的分类，血脂异常的各项实验室检查标准，药物与非药物治疗方法。

熟悉：血脂异常治疗进展。

了解：血脂、脂蛋白、载脂蛋白及其代谢。

③痛风

掌握：痛风的临床表现、诊断与鉴别诊断、防治原则。

了解：痛风的病因、发病机制、分类。

④甲状腺功能亢进（Graves 病）

掌握：甲状腺功能亢进的临床表现、诊断与鉴别诊断、药物治疗，甲状腺危象诱因及临床表现。

熟悉：甲状腺功能亢进的实验室检查。

了解：甲状腺功能亢进的病因学、分类、放射性碘治疗、手术治疗的适应证、禁忌证及副作用。

⑤甲状腺功能减退

熟悉：甲状腺功能减退的临床表现、诊断与鉴别诊断、处理原则。

了解：甲状腺功能减退的发病机制与并发症。

⑥原发性醛固酮增多症

掌握：原发性醛固酮增多症的临床表现和实验室检查。

熟悉：原发性醛固酮增多症药物治疗。

6）风湿性疾病

①系统性红斑狼疮

掌握：系统性红斑狼疮的临床表现、诊断与鉴别诊断。

熟悉：系统性红斑狼疮的免疫学检查指标、疾病活动度的判定、药物治疗及其预后。

了解：系统性红斑狼疮的病因、发病机制、诱发因素。

②类风湿关节炎

掌握：类风湿关节炎的临床表现、诊断与鉴别诊断、康复。

熟悉：类风湿关节炎的实验室和辅助检查、治疗方法。

了解：类风湿关节炎的病因、发病机制。

③干燥综合征

掌握：干燥综合征的病因、临床表现。

熟悉：干燥综合征的实验室检查、诊断和药物治疗。

7）血液系统疾病

①贫血

掌握：缺铁性贫血、再生障碍性贫血、营养不良性贫血的病因、临床表现、诊断与鉴别诊断、治疗原则、预防和筛查方法。

了解：溶血性贫血的实验室检查。

②出血性疾病

掌握：过敏性紫癜与血小板减少性紫癜的病因、诊断与鉴别诊断、治疗原则。

③急、慢性白血病

熟悉：急、慢性白血病的临床表现。

了解：急、慢性白血病的实验室检查、诊断、药物治疗原则。

8）老年疾病与老年问题

掌握：常见老年疾病与老年问题的诊治（骨质疏松、跌倒、前列腺增生、痴呆、尿失禁、便秘等），老年人患病的特点，老年人合理用药的原则。

191

全科医学科

熟悉：共病状态、和缓医疗、骨质疏松、肌少症等。

了解：老龄化社会的标准，老年人药物代谢特点（包括药物在体内的吸收、分布、代谢和排泄特点、药物耐受性、组织感受性、药物间的相互作用、药物与疾病相互作用等），老年人心理与沟通。

9）各系统常见肿瘤

掌握：各系统常见肿瘤的临床表现与早期诊断方法。

熟悉：各系统常见肿瘤的实验室和辅助检查、治疗原则、康复。

了解：各系统常见肿瘤的病因、发病机制。

10）地方病

了解：北京现有地方病（碘缺乏病、饮水性地方性氟中毒）的病因、临床表现、诊断与鉴别诊断、治疗原则、监测和防治措施。（可安排小讲课）

（3）基本要求

1）学习病种及例数

病种	最低例数	病种	最低例数
①心血管系统疾病		④泌尿系统疾病	
高血压	10	泌尿系统感染	10
冠心病	5	肾小球肾病	10
充血性心力衰竭	5	慢性肾功能不全	5
常见心律失常	15	⑤内分泌及代谢系统疾病	
②呼吸系统疾病		糖尿病	10
呼吸道感染	5	血脂异常和脂蛋白异常血症	5
支气管哮喘	5	痛风	2
慢性支气管炎和慢性阻塞性肺疾病	5	甲状腺功能亢进	2
肺炎	5	⑥风湿性疾病	
睡眠呼吸暂停低通气综合征	2	系统性红斑狼疮	2
急性肺梗死	2	类风湿关节炎	2
③消化系统疾病		⑦血液系统疾病	
急、慢性胃炎	5	贫血	5
消化性溃疡	5	出血性疾病	2
急、慢性腹泻	2	急、慢性白血病	不做具体要求
胃食管反流病	2	⑧老年疾病与老年问题	5
肝硬化	2	⑨各系统常见肿瘤	5
		⑩地方病	不做具体要求

2）操作技能及例数

操作技术名称	最低例数
掌握 系统查体和物理诊断	10
直肠指诊检查技术	2
胸部 X 线读片	10
心电图机操作，书写心电图诊断报告（包括左、右心室肥大，心房肥大，左、右束支传导阻滞，房室传导阻滞，心肌梗死及各种常见心律失常）	30
临床常用检验正常值及临床意义	50
吸痰术	10
熟悉 胸腔、腹腔及骨髓穿刺技术	不做具体要求
输液的操作方法、步骤以及注意事项	
导尿术的适应证、操作方法及注意事项	
灌肠法的适应证、操作方法及注意事项	
各种注射操作方法、适应证及注意事项	
标本（粪便、尿、痰、血液标本）采集方法、步骤	
了解 心电图运动试验、超声心动图、颈动脉超声结果的判读及应用范围	不做具体要求
支气管镜的适应证、禁忌证、并发症及病人检查的准备	
CT 检查、磁共振检查的适应证、禁忌证	
胃镜、结肠镜、胃液分析、十二指肠液分析及消化道 X 线检查的适应证、禁忌证、并发症	
超声和核医学检查的适应证、禁忌证	
三腔两囊管插管术的适应证、禁忌证、操作方法	
输血的适应证	

（4）较高要求

1）学习病种及例数

病种	最低例数	病种	最低例数
心血管系统疾病		消化系统疾病	
心肌炎与心肌病	2	功能性胃肠病	1
心脏瓣膜病	2	急性胰腺炎	1
呼吸系统疾病		内分泌及代谢系统疾病	
慢性咳嗽	1	原发性醛固酮增多症	1
肺间质病	1	风湿性疾病	
支气管扩张	1	干燥综合征	1

全科医学科

2）操作技能及例数

操作技术名称		最低例数	操作技术名称		最低例数
掌握	腰围、臀围测定	5	**熟悉**	动态心电图判读	不做具体要求
	口服葡萄糖耐量试验	5		动态血压判读	
	糖尿病营养食谱处方	5		肺通气功能判读	
	雾化治疗	2			

（二）神经内科（2个月）

1. 轮转目的

系统学习神经内科常见疾病的基础理论和基本知识，掌握病史采集、体格检查、病历书写等临床技能；了解 CT、MRI 等必要的诊疗技术；培养正确的临床思维；掌握神经内科常见疾病的诊断和处理。

2. 培养内容

（1）症状学

掌握意识障碍、认知障碍、构音障碍、眼球运动障碍、面肌瘫痪、听觉障碍、眩晕、头痛、晕厥、癫痫发作、感觉障碍、瘫痪、肌肉萎缩、步态异常、不自主运动、共济失调、尿便障碍等常见症状的诊断、鉴别诊断和处理原则。

（2）主要疾病

1）短暂性脑缺血发作

掌握：短暂性脑缺血发作的定义、临床表现、诊断与鉴别诊断、治疗原则，院前急诊处理及转诊指征。

熟悉：短暂性脑缺血发作的治疗进展、血管介入治疗。

了解：短暂性脑缺血发作的病因及发病机制。

2）动脉粥样硬化性脑血栓形成

掌握：动脉粥样硬化性脑血栓形成的定义、临床表现、诊断与鉴别诊断，院前急诊处理及转诊指征，缓解期的治疗，针对可干预的危险因素的二、三级预防原则，康复指征。

熟悉：急性期的处理原则。

了解：动脉粥样硬化性脑血栓形成的病因、发病机制。

3）脑栓塞

掌握：脑栓塞的定义、临床表现、诊断与鉴别诊断，院前急诊处理及转诊指征，缓解期的治疗，针对可干预的危险因素的二、三级预防原则，康复指征。

熟悉：脑栓塞的病因及发病机制。

4）腔隙性脑梗死

掌握：腔隙性脑梗死的定义、临床表现、诊断与鉴别诊断、治疗原则。

熟悉：腔隙性脑梗死的常见综合征。

了解：腔隙性脑梗死的病因及发病机制。

5）脑出血

掌握：脑出血的定义、临床表现、诊断与鉴别诊断，院前急诊处理及转诊指征，急性期不同的处理原则，康复指征。

熟悉：脑出血的病因。

了解：脑出血的发病机制、病理。

6）蛛网膜下腔出血

掌握：蛛网膜下腔出血的定义、临床表现、诊断与鉴别诊断，院前急诊处理及转诊指征，治疗原则，康复指征。

熟悉：急性期的处理。

了解：蛛网膜下腔出血的病因、发病机制、病理。

7）高血压脑病

掌握：高血压脑病的定义、临床表现、诊断与鉴别诊断，院前急诊处理及转诊指征，治疗原则和处理方法，恢复期的预防，康复指征。

了解：高血压脑病的病因。

8）其他疾病（如血管性痴呆、阿尔茨海默病、帕金森病、面神经麻痹、偏头痛、脑肿瘤、脑膜炎等）

熟悉：上述疾病的诊断要点、治疗方法及康复措施。

了解：上述疾病的病因、发病机制。

（3）基本要求

1）学习病种及例数

病种	最低例数	病种	最低例数
短暂性脑缺血发作	3	其他疾病 （如血管性痴呆、阿尔茨海默病、帕金森病、面神经麻痹、偏头痛）	不作具体要求
动脉粥样硬化性脑血栓形成	3		
脑栓塞	3		
腔隙性脑梗死	3		
脑出血	3		
蛛网膜下腔出血	2		

全科医学科

2）操作技能及例数

操作技术名称	最低例数	操作技术名称	最低例数
掌握：体格检查	5	**了解：**头颅 MRI 阅片	不做具体要求
头颅 CT 阅片	5	腰椎穿刺	

（三）儿科（2个月）

1. 轮转目的

学习：儿科常见疾病的基础理论和基本知识。

掌握：儿科病史采集和体格检查的特殊性，小儿用药特点、药物剂量的计算方法以及正确配奶的方法，小儿生长发育指标的正常值和测量方法，儿科常见疾病的诊断和处理原则。

了解：儿童生长发育规律和影响因素。

2. 培养内容

（1）症状学

掌握：小儿发热、咳嗽、气促、喘息、呕吐、肥胖、婴儿哭闹、青紫、头痛、小儿高血压、腹痛、肝脾肿大、腹部肿块、便血、血尿、智力运动发育落后等常见症状的诊断、鉴别诊断和处理原则。

（2）小儿生长发育与主要疾病

1）小儿生长发育与评估

掌握：体重、身长、头围、前囟、牙齿、体格发育指标的正常值测量以及计算方法。

熟悉：小儿神经、心理发育的规律。

了解：小儿生长发育的规律、临床意义及影响生长发育的因素。

2）新生儿常见疾病

①新生儿窒息

掌握：Apgar 评分法，新生儿窒息的复苏以及转诊指征。

熟悉：新生儿窒息的临床表现及诊断。

了解：新生儿窒息的病因、并发症及后遗症。

②新生儿肺炎

掌握：新生儿肺炎的预防措施及转诊原则。

熟悉：新生儿肺炎的临床表现及诊断。

了解：新生儿肺炎的病因及治疗原则。

③新生儿黄疸

掌握：新生儿黄疸的分类诊断及鉴别诊断。

熟悉：新生儿生理性黄疸的发展过程。

了解：新生儿胆红素代谢的特点，高胆红素血症、胆红素脑病的临床表现、危害性及防治方法。

④新生儿败血症

熟悉：新生儿败血症的诊断与防治原则。

了解：新生儿败血症的病因。

⑤新生儿出血症

了解：新生儿出血症的病因及发病机制。

3）营养性疾病

①营养不良

掌握：营养不良的临床表现、诊断、治疗原则与预防措施。

熟悉：营养不良的病因、病理生理。

②单纯性肥胖症

掌握：单纯性肥胖症的临床表现、诊断、防治措施。

了解：单纯性肥胖症的定义、病因及病理生理。

③小儿贫血

掌握：WHO 关于贫血的诊断与鉴别诊断、治疗及预防原则。

熟悉：营养性缺铁性贫血及营养性巨幼红细胞性贫血的病因、发病机制及临床表现。

了解：小儿铁代谢及小儿叶酸、维生素 B_{12} 代谢的特点。

④营养性维生素 D 缺乏性佝偻病及维生素 D 缺乏性手足搐搦症

掌握：营养性维生素 D 缺乏性佝偻病及维生素 D 缺乏性手足搐搦症的临床表现、各期的诊断、治疗及预防原则。

熟悉：营养性维生素 D 缺乏性佝偻病及维生素 D 缺乏性手足搐搦症的病因及发病机制。

了解：维生素 D 的主要生理功能，维生素 D 过量或中毒的临床表现、防治措施。

4）各系统疾病

①呼吸道疾病（包括上呼吸道感染、哮喘、喉炎、肺炎）

掌握：呼吸道疾病的诊断、处理原则及转诊指征。

熟悉：呼吸道疾病的临床特点。

②小儿腹泻

掌握：小儿腹泻的临床表现、诊断要点及治疗原则（包括液体治疗）。

熟悉：小儿腹泻的病因、发病机制及鉴别诊断。

③小儿腹痛

熟悉：小儿腹痛的病因、检查方法、鉴别诊断、内外科处理原则及转诊指征。

④小儿惊厥、癫痫

掌握：高热惊厥的诊断与鉴别诊断、急救措施和预防原则；癫痫的治疗原则，常用抗癫痫药的使用方法。

熟悉：高热惊厥的临床表现；各型癫痫的诊断要点。

了解：高热惊厥的病因、发病机制；癫痫的病因、临床分型及各型特点，癫痫持续状态的定义、危害性及治疗原则。

⑤急性肾炎及肾病综合征

掌握：急性肾炎和肾病综合征的诊断要点和转诊指征。

熟悉：急性肾炎和肾病综合征的病因及发病机制。

了解：急性肾炎重症病例（高血压脑病及急性肾衰竭）、慢性肾炎急性发作及泌尿系统感染的诊断要点与鉴别。

⑥先天性心脏病

熟悉：小儿各年龄段心界、心率和血压的正常值，先天性心脏病的临床分类及特点。

了解：小儿循环系统解剖生理特点，房间隔缺损、室间隔缺损、动脉导管未闭、法洛四联征的临床表现、诊断要点及转诊原则。

⑦病毒性心肌炎

熟悉：病毒性心肌炎的临床表现、诊断要点及转诊原则。

了解：病毒性心肌炎的发病机制及预防原则。

⑧小儿糖尿病

掌握：小儿糖尿病的诊断、治疗原则与日常管理。

熟悉：小儿糖尿病实验室检查，酮症酸中毒的早期发现和紧急处理。

了解：小儿糖尿病的发病特点。

⑨小儿急性白血病

掌握：小儿急性白血病的常见临床表现。

熟悉：小儿急性白血病的诊断方法。

了解：小儿急性白血病的治疗原则。

5）小儿常见急性传染病（包括脊髓灰质炎、麻疹、水痘、风疹、流行性腮腺炎、猩红热、手足口病等）

掌握：小儿常见急性传染病的临床表现及诊断要点。

熟悉：鉴别诊断、防治原则及常见并发症。

了解：小儿常见急性传染病病因、流行病学特点、监测与报告及随诊要求。

（3）基本要求

1）学习病种及例数

病种	最低例数	病种	最低例数
新生儿常见疾病		各系统疾病	
新生儿窒息	2	呼吸道疾病	5
新生儿肺炎	2	小儿腹泻	5
新生儿黄疸	2	小儿腹痛	不作具体要求
新生儿败血症	不作具体要求	小儿惊厥、癫痫	2
新生儿出血症	不作具体要求	急性肾炎及肾病综合征	2
营养性疾病		先天性心脏病	不作具体要求
营养不良	2	病毒性心肌炎	不作具体要求
单纯性肥胖	2	小儿糖尿病	1
小儿贫血	2	小儿急性白血病	1
营养性维生素 D 缺乏性佝偻病及维生素 D 缺乏性手足搐搦症	2	小儿常见急性传染病	5

2）操作技能及例数

操作技术名称	最低例数	操作技术名称	最低例数
掌握　小儿生长发育与评估	10	了解　小儿股静脉穿刺	不做具体要求
小儿查体方法	5	头皮静脉穿刺	
婴儿配奶方法	5	肌内注射	
小儿用药特点、药物剂量计算	5	皮下皮内注射	
		儿童心肺复苏	

（四）外科（2个月）

1. 轮转目的

学习外科（主要为普通外科及骨科）常见疾病的基础理论和基本知识，掌握病史采集、体格检查等临床技能及清创缝合、引流、换药、拆线等必要的诊疗技术；建立正确的临床思维；掌握社区外科常见疾病的诊断和处理原则。外科学习结束时，全科住院医师应具有正确评估及处理外科常见疾病的能力，掌握危重症患者的识别及转诊指征，并能给予正确的急救与处理。

2. 培养内容

（1）症状学

掌握体表肿物、颈部肿物、乳腺肿物、腹部肿块、腹痛、呕血与便血、腰腿痛和颈肩

全科医学科

痛等症状的诊断与鉴别诊断、处理原则。

（2）主要疾病

1）外科感染

掌握：常见软组织感染的病因、临床表现、防治原则，抗生素的合理应用。

熟悉：常见软组织感染的概念和转归，败血症、脓血症、破伤风、局部化脓感染的临床表现、防治原则和转诊指征。

了解：气性坏疽的临床表现和转诊原则。

2）水、电解质和酸碱平衡失调

熟悉：水、电解质和酸碱平衡失调的临床表现、防治原则和转诊指征。

了解：体液平衡及渗透压调节、酸碱平衡的维持。

3）颈部疾病

掌握：甲状腺肿物的诊断与鉴别诊断、治疗原则。

熟悉：颈部肿块的鉴别诊断。

4）乳房疾病

掌握：乳房检查方法；急性乳腺炎的诊断、预防和治疗；乳房脓肿的切开引流、注意事项和并发症；乳腺增生的分型、临床表现和鉴别诊断。

熟悉：乳房肿块、乳腺增生、乳头溢液的诊断；乳腺癌的临床表现、诊断方法和防治原则。

5）腹部疾病

①腹外疝

熟悉：腹外疝的诊断、鉴别诊断要点、治疗原则及转诊指征。

了解：腹外疝的临床类型。

②阑尾炎

掌握：急、慢性阑尾炎的临床表现、诊断与鉴别诊断、治疗原则，转诊指征。

熟悉：特殊类型阑尾炎的临床特点。

了解：手术治疗的方法和并发症。

③肠梗阻

掌握：单纯性与绞窄性肠梗阻的临床特点、治疗原则。

熟悉：急性肠梗阻的病因、临床分型和治疗原则。

④溃疡病穿孔

掌握：溃疡病穿孔的临床表现、诊断与外科治疗指征。

了解：溃疡病穿孔的外科手术方法和并发症。

⑤胆囊炎、胆石症

掌握：急性胆囊炎、急性化脓性胆管炎、胆石症、胆道蛔虫症的临床表现、诊断，有关外科黄疸型疾病的鉴别诊断和治疗原则。

熟悉：胆囊炎、胆石症超声检查的诊断依据。

了解：T型管放置、护理、造影及拔管适应证；经皮肝穿刺胆管造影（PTC）、经皮肝穿刺置管引流（PTCD）、内镜逆行胰胆管造影（RCP）的适应证。

⑥胰腺疾病

掌握：急、慢性胰腺炎的临床表现、诊断和治疗原则。

熟悉：急、慢性胰腺炎的病理；胰腺癌和壶腹部癌的临床表现和诊断方法。

了解：慢性胰腺炎的临床表现、诊断和治疗原则。

⑦胃癌、结直肠癌与肝癌

掌握：胃癌、结直肠癌与肝癌的临床表现和诊断方法。

熟悉：胃癌、结直肠癌与肝癌的处理原则和手术适应证。

6）肛门直肠疾病

掌握：肛裂、肛瘘、痔的临床表现与防治原则。

7）周围血管疾病

掌握：下肢静脉曲张的临床表现、特殊检查、防治措施、手术的适应证。

了解：血栓闭塞性脉管炎、下肢深部静脉炎、囊状淋巴瘤的诊断要点和治疗原则。

8）泌尿系结石与前列腺疾病

掌握：急性尿潴留的病因、治疗原则；泌尿系结石和前列腺炎的临床诊断和处理原则。

熟悉：泌尿系结石的病理；前列腺增生症、前列腺癌的诊断要点、治疗原则和预防。

9）腰腿痛和颈肩痛

掌握：腰腿痛和颈肩痛的临床特点、诊断、治疗和康复原则；疼痛封闭治疗的适应证、方法和注意事项。

了解：腰腿痛和颈肩痛的病因及发病机制；各关节穿刺部位和方法。

10）骨关节病与骨肿瘤

熟悉：急、慢性血源性骨髓炎的临床表现和治疗原则；退行性骨关节病的诊断与治疗。

了解：骨结核的好发部位、病理变化特点、诊断与治疗；良性与恶性骨肿瘤的临床特点、治疗、康复原则。

11）其他相关理论与知识

掌握：外科常用的消毒剂、消毒方法及注意事项，无菌操作原则。

熟悉：清创原则与方法。

了解：灭菌的常用方法及灭菌后物品的使用期限。

（3）基本要求

1）学习病种及例数

病种	最低例数	病种	最低例数
外科感染	5	腹部疾病	
水、电解质和酸碱失调	2	腹外疝	2
颈部疾病	3	阑尾炎	2
乳房疾病	3	肠梗阻	2
肛门直肠疾病	2	溃疡病穿孔	2
周围血管疾病	2	胆囊炎、胆石症	2
泌尿系结石与前列腺疾病	2	胰腺疾病	2
腰腿痛与颈肩痛	5	胃癌、结直肠癌与肝癌	2
骨关节病与骨肿瘤	2		

2）操作技能及例数

操作技术名称	最低例数	操作技术名称	最低例数
掌握 外科疾病的查体和物理诊断	3	**了解** 各关节穿刺方法	不做具体要求
无菌操作	3	肛门镜的使用方法	
各种伤口换药与拆线	3		
体表肿物切除	3		
浅表脓肿的切开引流	3		
疼痛封闭治疗	3		
肛门指诊操作	3		

（五）妇产科（1个月）

1. 轮转目的

掌握围生期保健的主要内容和相应的处理原则、计划生育指导和非手术措施的适应证；熟悉门诊常见妇科疾病的处理流程；了解常用计划生育手术的适应证；对常见妇产科问题做出正确的诊断和评估，同时做出恰当的转诊。

2. 培养内容

（1）症状学

掌握白带异常、阴道异常出血、急性腹痛、慢性腹痛、盆腔肿物、腹胀等常见症状的诊断、鉴别诊断和处理原则。

（2）主要疾病

1）常见宫颈和阴道炎症

202

熟悉：各种阴道炎的诊断与鉴别诊断、治疗；学习阴道分泌物悬滴检查方法。

2）阴道异常出血

了解：导致阴道异常出血的常见疾病及其特征；早孕 HCG 试纸使用方法、β-HCG 指标的临床意义、妇科超声检查的临床应用、宫颈癌筛查的宫颈细胞学检查方法及病理结果的判断等。

3）子宫肌瘤、卵巢囊肿

熟悉：子宫良性肿瘤的临床表现、处理原则，包括适时转诊的指征。

了解：妇科窥阴器的使用方法和双合诊技术、妇科超声检查的临床应用。

4）导致急性腹痛的疾病

熟悉：异位妊娠、急性盆腔炎、卵巢囊肿蒂扭转的临床表现、常用辅助检查方法、适时转诊的指征。

（3）妇女保健相关要求

1）围生期保健

掌握：妊娠早、中、晚期诊断及早孕 HCG 试纸的使用方法；孕期保健的检查内容和意义；临产表现及护理；产后保健内容等。

熟悉：高危妊娠的识别、诊断及转诊适应证；异常产褥的诊断、处理原则和转诊指征；产后抑郁症的诊断处理原则。

2）更年期保健

掌握：围绝经期综合征的临床表现及诊断；常见的健康问题及预防。

熟悉：更年期骨质疏松症的预防与治疗。

3）计划生育指导

掌握：各种避孕方法的适应证和禁忌证，避孕失败后补救措施的适应证和禁忌证；优生优育的指导。

熟悉：人工流产术后并发症的观察及处理原则；药物流产常见的并发症及转诊指征。

（3）基本要求

1）学习病种及例数

病种	最低例数	病种	最低例数
阴道炎、白带异常	2	阴道异常出血	5
急性腹痛	3	慢性腹痛	3
盆腔肿物	2	子宫肌瘤、卵巢囊肿	3
妇产科急性腹痛	3		

全科医学学科

2）操作技能及例数

操作技术名称	最低例数	操作技术名称	最低例数
掌握：围生期保健	10	**熟悉** 孕期四步触诊检查法	不做具体要求
更年期保健	5	骨盆外测量	
计划生育指导	5	**了解** 窥阴器的使用方法	不做具体要求
早孕 HCG 试纸使用方法	5	子宫颈细胞学检查取样方法	
		阴道分泌物悬滴检查	

（六）急诊科（3.5 个月）

1. 轮转目的

在上级医师指导下诊治急诊病人，学习常见急症的诊断方法与抢救治疗。掌握病史采集、体格检查等临床技能及心电图检查等必要的诊疗技术；掌握心肺复苏术、电除颤术、洗胃、包扎、患者搬运等急救技能；培养正确的临床思维；掌握社区常见急症的诊断与处理。急诊科学习结束时，全科住院医师应具有正确评估及处理社区常见急症的能力，识别疾病的不稳定状态及高危状态，并能给予正确的急救与处理，同时适时准确地转诊病人。

2. 培养内容

（1）基本理论

掌握：突发急症主要判断方法及紧急处置原则；常用急救药物的作用、副作用及使用方法；生命体征观察方法、记录及临床意义；院前急救流程。

熟悉：高级心肺复苏术的步骤和条件；心肺复苏的终止指征。

了解：现代急诊医学主要内容；现代急诊医疗体系基本组织形式；灾难抢救、重大交通事故、地震、水灾、火灾等重大抢救处理及防疫原则。

（2）主要急症

1）心搏骤停

掌握：心搏骤停的快速判定、初级心肺复苏（BLS）、电除颤与简易呼吸器的使用。

熟悉：心搏骤停的高级心肺脑复苏。

了解：心搏骤停的定义、病因、病理生理。

2）急性气道梗阻

掌握：急性气道梗阻的判断与处理方法。

熟悉：急性气道梗阻的常见原因。

了解：环甲膜穿刺术的指征。

3）急性呼吸衰竭

掌握：急性呼吸衰竭的临床表现、诊断标准与治疗原则。

熟悉：急性呼吸衰竭常见病因。

了解：呼吸机的使用指征及基本原理。

4）急性呼吸窘迫综合征（ARDS）

掌握：ARDS 的诊断标准。

熟悉：ARDS 的常见病因。

了解：ARDS 的病理生理改变与影像学特点。

5）自发性气胸

掌握：自发性气胸的临床表现与体征及影像学特点。

熟悉：自发性气胸的病因及处理方法。

了解：自发性气胸的发病机制。

6）心绞痛、急性心肌梗死

掌握：心绞痛、急性心肌梗死的临床表现、心电图特点、诊断及鉴别诊断、急救及转送方法。

熟悉：心肌坏死标志物的临床意义。

了解：冠心病的溶栓治疗，冠心病的介入治疗与外科手术治疗的方法和适应证。

7）休克

掌握：过敏性休克、低血容量性休克和感染性休克在社区中的急救技术处理及转诊原则。

熟悉：休克的临床表现、诊断和防治。

了解：休克的病因、病理生理变化。

8）上消化道出血

掌握：上消化道出血的诊断、救治及转送方式。

熟悉：上消化道出血的常见病因、失血量估计、是否继续出血的判断方法。

了解：上消化道出血内镜治疗与外科手术原则。

9）急性肾衰竭

熟悉：急性肾衰竭的常见病因、诊断要点及血液透析的指征。

了解：急性肾衰竭的病因、发病机制及分类、早期治疗和进一步治疗的原则。

10）癫痫持续状态

熟悉：癫痫持续状态的分类及临床表现、紧急救治及搬运方法。

了解：癫痫持续状态的病因。

11）中毒与意外伤害

①常见中毒

掌握：常见中毒的诊断与鉴别诊断、急救及转送原则。

了解：毒物在体内的代谢过程及中毒机制。

②中暑

掌握：中暑的紧急处理方法。

了解：中暑的病理生理及临床分类。

③淹溺

掌握：淹溺的现场急救方法。

了解：淹溺的病理生理。

④动物咬、蜇伤

掌握：动物咬、蜇伤的紧急处理方法。

熟悉：动物咬、蜇伤的临床表现及处理原则。

了解：主要毒理作用机制及预后。

12）急腹症

掌握：急腹症的临床表现与处理原则。

熟悉：急腹症的诊断方法和转诊指征。

13）创伤

掌握：多发创伤现场急救及转送原则；颅脑外伤诊断程序、现场急救原则及转送指征；气胸、肺挫伤、肋骨骨折的诊断、现场急救及转送指征；骨折急救方法以及颈椎外伤、脊椎外伤、合并截瘫、四肢骨折病人的搬运方法；手外伤伤口紧急处理方法及断指保存方法；烧伤现场急救原则及转送指征。

熟悉：多发性创伤诊断程序；骨折伤情判断程序。

了解：颅脑外伤分类；胸部外伤分类；骨折分类；手外伤诊断要点；烧伤进一步治疗原则。

14）其他相关理论与知识

掌握：呼叫"120"急救电话要点；使用救护车转运病人指征和转运前准备。

（3）基本要求

1）学习病种及例数

病种	最低例数	病种	最低例数
心搏骤停	2	急腹症	5
急性气道梗阻	2	创伤	5
急性呼吸衰竭	2	上消化道出血	2
急性呼吸窘迫综合征（ARDS）	2	急性肾衰竭	2
自发性气胸	2	癫痫持续状态	2
心绞痛、急性心肌梗死	5	中毒与意外伤害（包括常见中毒、中暑、淹溺、动物咬、蜇伤等）	5
休克	2		

2）操作技能及例数

操作技术名称	最低例数	操作技术名称	最低例数
掌握 伤口的清创、缝合	5	**了解** 气管插管或切开术	不做具体要求
创伤的包扎止血固定	3	环甲膜穿刺术	
洗胃术操作方法及准备工作	3		
小夹板及石膏固定	3		
初级心肺复苏技术、电除颤术、简易呼吸器的使用	3		

（七）皮肤科（0.5个月）

1. 轮转目的

学习皮肤科常见疾病的基础理论和基本知识，掌握病史采集、体格检查等临床技能；掌握皮肤科常见疾病的诊断和处理原则；了解皮肤科常用的诊疗技术；培养正确的临床思维。

2. 培养内容

（1）症状学

掌握：斑疹、丘疹、风团、水疱、脓疱、浸渍、糜烂、溃疡等常见症状的诊断与鉴别诊断、处理原则。

（2）主要疾病

1）湿疹

掌握：湿疹的临床表现、诊断与鉴别诊断、治疗原则。

熟悉：重症湿疹的处理原则。

了解：湿疹的病因与发病机制。

2）接触性皮炎

掌握：接触性皮炎的临床表现、诊断与鉴别诊断、治疗原则。

熟悉：重症接触性皮炎的处理原则。

了解：接触性皮炎的病因与发病机制。

3）药疹

掌握：药疹的临床表现、诊断与鉴别诊断、治疗原则、预防方法。

熟悉：重症药疹的临床表现及处理原则。

了解：药疹的病因和发病机制。

4）荨麻疹

掌握：急、慢性荨麻疹的临床表现、诊断、治疗，重症荨麻疹的急救处理。

熟悉：特殊类型荨麻疹的临床表现与治疗原则。

了解：荨麻疹的病因及发病机制。

全科医学科

5）银屑病

掌握：寻常性银屑病的临床表现、诊断与治疗原则。

了解：银屑病的病因及诱发因素；特殊类型银屑病表现。

6）皮肤真菌感染、癣

掌握：手足癣及体股癣的临床表现、诊断与鉴别诊断、治疗原则。

熟悉：头癣、甲癣及花斑癣的临床表现及治疗方法。

了解：浅部真菌病的常见病原菌及检查方法。

7）单纯疱疹和带状疱疹

掌握：单纯疱疹和带状疱疹的临床表现、诊断与鉴别诊断、治疗原则。

8）疣

了解：各种疣（寻常疣、扁平疣、传染性软疣）的临床表现及治疗原则。

9）性传播疾病

熟悉：梅毒、淋病的病因及传播途径；后天性梅毒的分期、各期的临床表现、胎传梅毒的临床表现、梅毒血清学检查的临床意义、梅毒的诊断与鉴别诊断、治疗；淋病的临床表现、诊断及治疗原则。

了解：性传播性疾病的概念及目前我国性传播性疾病的概况；非淋病奈瑟菌性尿道炎、生殖器疱疹、尖锐湿疣的临床表现、诊断及治疗原则。

10）日光性皮炎

掌握：日光性皮炎的临床表现、诊断与鉴别诊断、治疗原则。

了解：日光性皮炎的病因、发病机制。

11）痤疮

掌握：寻常性痤疮的临床表现、诊断、鉴别诊断及治疗原则。

了解：痤疮的病因、发病机制。

（3）基本要求

1）学习病种及例数

病种	最低例数	病种	最低例数
湿疹	5	单纯疱疹和带状疱疹	5
接触性皮炎	5	日光性皮炎	1
药疹	2	痤疮	3
荨麻疹	5	疣	不做具体要求
银屑病	2	性传播疾病	不做具体要求
皮肤真菌感染、癣	5		

2）操作技能

参与皮肤活检，冷冻、激光治疗等。

（八）眼科（0.5个月）

1．轮转目的

学习：眼科常见疾病的基础理论和基本知识，培养正确的临床思维。

掌握：病史采集、体格检查等临床技能；眼科常见疾病的诊断和处理原则。

了解：眼科常用的诊疗技术。

2．培养内容

（1）症状学

掌握：视力障碍、感觉异常（眼红、眼痛、畏光、流泪、眼睑痉挛等）、外观异常、视疲劳等常见症状的诊断与鉴别诊断、处理原则。

（2）主要疾病

1）睑腺炎（麦粒肿）

掌握：睑腺炎的临床表现、诊断与鉴别诊断、治疗原则。

熟悉：睑腺炎的局部治疗方法。

2）睑板腺囊肿（霰粒肿）

掌握：睑板腺囊肿的临床表现、诊断与鉴别诊断、治疗原则。

熟悉：睑板腺囊肿的局部治疗方法。

3）结膜炎

掌握：结膜炎的分类、临床表现、诊断与鉴别诊断、治疗原则。

熟悉：结膜炎的病因、治疗用药。

4）白内障

掌握：白内障的分型、临床表现、诊断与鉴别诊断、治疗原则。

熟悉：老年性白内障的分型、分期。

5）青光眼

掌握：青光眼的分型、临床表现、诊断与鉴别诊断、治疗原则。

熟悉：青光眼的分期、治疗用药。

（3）基本要求

1）学习病种及例数

病种	最低例数	病种	最低例数
睑腺炎	3	白内障	5
睑板腺囊肿	3	青光眼	3
结膜炎	5		

209

全科医学科

2）操作技能及例数

操作技术名称	最低例数	操作技术名称	最低例数
掌握 外眼一般检查	5	**了解** 眼压测定	不做具体要求
结膜异物处理	3		
眼冲洗治疗	3		
视力检查、眼底镜的使用及 正常眼底的识别	10		

（九）耳鼻咽喉科（0.5 个月）

1. 轮转目的

学习：耳鼻喉科常见疾病的基础理论和基本知识，培养正确的临床思维。

掌握：病史采集、体格检查等临床技能；耳鼻喉科常见疾病的诊断和处理原则。

了解：耳鼻喉科常用的诊疗技术。

2. 培养内容

（1）症状学

掌握：鼻阻塞、鼻音、鼻漏、鼻出血、嗅觉障碍、鼻源性头痛、咽痛、咽感觉异常、声音异常、吞咽困难、饮食反流、耳痛、耳流脓、眩晕、耳鸣、耳聋等常见症状的诊断与鉴别诊断、处理原则。

（2）主要疾病

1）鼻外伤及耳鼻喉异物

掌握：鼻外伤及耳鼻喉异物的临床表现、紧急处理原则。

了解：鼻外伤及耳鼻喉异物的进一步处理方法。

2）鼻出血

掌握：鼻出血的紧急处理原则。

熟悉：鼻出血的常见病因。

了解：鼻出血的进一步处理方法。

3）鼻炎、鼻窦炎

掌握：鼻炎、鼻窦炎的临床表现、鉴别诊断及治疗原则。

熟悉：鼻炎、鼻窦炎的特异性治疗方法。

4）扁桃体炎

掌握：急、慢性扁桃体炎及并发症的诊断与鉴别诊断、治疗原则。

熟悉：扁桃体炎的局部治疗方法。

5）突发性耳聋

掌握：突发性耳聋的定义、临床表现、诊断与鉴别诊断、治疗原则。

熟悉：突发性耳聋的病因、诱发因素。

6）中耳炎

掌握：中耳炎常见类型的诊断与鉴别诊断、治疗原则。

熟悉：中耳炎局部治疗方法。

7）腺样体肥大、耳鼻喉常见肿瘤

熟悉：上述疾病的临床表现及处理原则。

（3）基本要求

1）学习病种及例数

病种	最低例数	病种	最低例数
鼻外伤及耳鼻喉异物	2	突发性耳聋	2
鼻出血	2	中耳炎	5
鼻炎、鼻窦炎	5	腺样体肥大、耳鼻喉常见肿瘤	不做具体要求
扁桃体炎	5		

2）操作技能及例数

操作技术名称	最低例数	操作技术名称	最低例数A
掌握 鼻镜、耳镜的使用方法	5	**了解** 音叉检查方法、语言测听法间接喉镜的使用方法	不做具体要求
外鼻、鼻腔、鼻窦、外耳、鼓膜及咽喉的检查方法	5	纤维鼻咽镜、鼻内镜使用方法	
		外耳道疖切开术、鼻腔异物、咽异物取出术	

（十）传染科（0.5个月）

1. 轮转目的

学习：传染科常见疾病基础理论和基本知识。

掌握：病史采集、体格检查、病历书写等临床技能；对常见传染科问题做出正确的诊断、评估和转诊；常见传染病的预防原则和方法、法定传染病的报告程序和随访管理。

2. 培养内容

（1）主要疾病

1）细菌性痢疾及其他感染性腹泻

掌握：细菌性痢疾及其他感染性腹泻的诊断与鉴别诊断、治疗原则与方法、转诊指征及预防措施。

熟悉：细菌性痢疾及其他感染性腹泻的病因、流行病学特点和发病机制。

2）病毒性肝炎

掌握：肝功能及各种实验室检查的临床意义、诊断及鉴别诊断、预防原则。

熟悉：病毒性肝炎的分型、病原学、传染途径，各型临床表现、治疗原则。

3）结核病

掌握：结核病的诊断与鉴别诊断、治疗原则、常用药物的不良反应及处理方法。

熟悉：预防控制结核病的基本原则、疫情报告与转诊，结核病患者的督导治疗管理。

了解：结核病病因、发病机制和流行趋势。

4）艾滋病

掌握：传播途径、预防原则和治疗方法。

熟悉：咨询检测方法、随访管理。

了解：流行趋势。

5）其他传染病和寄生虫病（包括流行性脑脊髓膜炎、流行性出血热、霍乱、麻风病、常见寄生虫病等）

熟悉：诊断及鉴别诊断、转诊指征、预防与治疗原则。

了解：病因、流行病学特点及发病机制。

（2）基本要求

1）学习病种及例数

病种	最低例数	病种	最低例数
细菌性痢疾及其他感染性腹泻	2	其他常见传染病（包括流行性脑脊髓膜炎、流行性出血热、霍乱、艾滋病、常见寄生虫病、麻风病等）	不做具体要求
病毒性肝炎	2		
结核病	2		

在高发病地区根据发病率掌握一定的病例数；非高发地区可通过讲座等形式学习。

2）操作技能

熟悉：常规消毒、隔离方法、自我防护方法，例数不做具体要求。

（十一）精神科（1个月）

1．轮转目的

掌握：常见精神症状，如幻觉、妄想、抑郁等；精神分裂症、抑郁症、焦虑症的常见临床表现、检查方法、治疗原则和基本治疗药物，常见药物不良反应的识别与转诊。

熟悉：常见躯体疾病所致精神障碍的临床表现及处理原则；常用筛检量表如抑郁自评量表（SDS）、焦虑自评量表（SAS）的使用指征；社区接诊精神疾病时的注意事项。

了解：酒与药物依赖的识别、处理原则和转诊指征；精神病人的社区家庭康复原则与方法。

2．基本要求

（1）学习病种及例数

病种	最低例数	病种	最低例数
精神分裂症	3	其他常见精神疾病	不做具体要求
抑郁症	2		
焦虑症	2		

（2）操作技能

抑郁自评量表（SDS）和焦虑自评量表（SAS）使用与判读，至少各2例。

（十二）康复医学科（0.5个月）

1. 轮转目的

掌握：脑血管疾病所致功能障碍康复的最佳时间、康复指征、转诊指征。

熟悉：脑血管疾病所致功能障碍、骨关节病、各种常见损伤等疾病的康复评定。

了解：常用物理因子治疗、作业治疗、言语治疗的方法和康复注意事项。

2. 基本要求

（1）学习病种及例数

脑卒中康复，至少观摩5例；其他常见疾病（骨关节病、常见损伤、脑瘫等）康复，例数不做具体要求。

（2）操作技能

熟悉：康复计划的制定，Fugl-Meyer运动功能评定，关节活动度测量及训练，例数不做具体要求。

（十三）中医科（0.5个月）

掌握：常用中成药的适应证、常见副作用和使用注意事项。

熟悉：常用中医适宜技术；中医的饮食、养生常识。

了解：中医全科医学概论；中医基础理论在临床实践的运用，中医诊断思维和治疗的基本规律及技巧，临床常见症候的辨证施治方法。

（十四）选修科室（0.5个月）

根据实际需求安排。

（十五）基层实践基地（6个月）

通过在基层医疗卫生服务机构和专业公共卫生机构直接参加全科医疗实践、居民健康管理和公共卫生实践，树立以人为中心、家庭为单位、社区为基础的观念，培养为个体与群体提供连续性、综合性、协调性、人性化服务的能力；基层医疗卫生服务综合管理和团队合作的能力；结合实际工作发现问题、解决问题、开展科研教学工作的能力。

培训形式包括在基层带教医师的指导下从事全科医疗和公共卫生实践，集中授课，案例讨论，教学研讨会，社区卫生调查等。

1. 全科医学和社区卫生服务理论

理论学习穿插在培训过程中完成，可通过集中授课、小讲课、讨论、自学等形式完成。

（1）全科/家庭医学的主要概念与原则

掌握：医学模式转变与健康观的理论，全科医学、全科医疗、全科医生概念，全科医

213

疗的基本原则；全科医学对个人、家庭和社区进行综合性、连续性、协调性一体化照顾的理论。

熟悉：全科医生的角色与素质要求、全科医疗与专科医疗的区别和联系。

了解：全科医学的历史起源，全科医学与其他学科的关系，国内外全科医学发展概况，我国发展全科医学的必然性、迫切性、特点与可行途径。

（2）全科医生的临床思维与工作方式

掌握：以人为中心、家庭为单位、社区为基础、预防为导向的基本原则和方法；全生命周期保健原则和内容。

熟悉：生命周期各阶段的主要疾病的社区规范化管理。

了解：生物医学模式的优势与缺陷、全科医疗成本效益原则及其与医疗保障体系的衔接。

（3）常见慢性非传染性疾病健康管理与评价

掌握：慢性非传染性疾病的全科医疗管理技能，包括主要慢性非传染性疾病的常见危险因素及评价，筛检原则与方法；社区为基础的慢性非传染性疾病防治原则、规范化管理与评价。

（4）健康档案

掌握：健康档案的建立和使用。

熟悉：基层医疗卫生服务机构的信息系统及其使用。

（5）健康教育

掌握：健康教育的基本概念，健康教育常用方法及其特点，居民健康教育的计划、实施、评价方法。

（6）社区卫生服务调查的基本技术

掌握：资料收集与整理的基本方法。

熟悉：计数资料和计量资料的分类及其基本统计分析方法；调查报告的撰写及应用。

（7）社区卫生服务管理

掌握：社区卫生服务管理的基本知识和基本概念。

熟悉：常用的质量评价指标和管理原则。

了解：社区卫生人力资源、财务和其他资源管理的基本方法。

（8）其他公共卫生服务

1）精神疾病管理

熟悉：重性精神病患者管理服务规范，包括随访内容、转诊原则及标准、监护人管理、社区及家庭康复的原则及方法。

2）突发公共卫生事件

掌握：突发公共卫生事件的报告程序、防疫原则。

熟悉：突发公共卫生事件的应急措施、处理原则。

3）卫生监督协管

熟悉：《卫生监督协管服务规范》的内容。

4）残疾人保健

熟悉：国家有关残疾人权益的政策、法规，社区康复的组织与实施。

了解：残疾人心理特点及其需求、咨询与康复指导。

2. 全科医疗服务（4.5个月）

（1）轮转目的

掌握：全科医疗接诊方式的特点，与居民建立和谐信任关系的技巧；健康档案的书写与使用；社区常见病的诊断和治疗；急危重症的识别与转诊；慢性非传染性疾病的规范化管理；常见慢性病预防措施及规范管理的基本技术，根据《国家基本公共卫生服务规范》管理高血压和糖尿病；老年人健康综合评估的内容和方法；家庭访视与家庭病床管理；国家基本药物的用法、用量、常见的不良反应、药物的相互作用以及使用注意事项。

熟悉：常见慢性非传染性疾病的康复指征；肿瘤、帕金森病、老年期痴呆、睡眠呼吸暂停综合征等疾病的临床特点、治疗原则、预防措施及社区管理；焦虑症、抑郁症的诊断与处理，常见身心疾患的识别与处理；社区常见心理问题及睡眠障碍的问诊技术及处理原则。

了解：常用药物的储存方法；膳食及疾病对药物作用的影响；应用卫生经济学的基本知识为病人合理用药。

（2）基本要求

1）在带教医师指导和监督下接诊及出诊，要求平均每日接诊>5人，每周出诊>2次，有就诊记录和出诊记录，并填入登记手册。

2）健康档案的书写与使用。培训期间，每人至少完成20份不同健康问题的个人健康档案（要求有同时患多种慢病的病例），其中至少包括以下病种：10例高血压、10例糖尿病、5例冠心病、5例脑卒中、3例骨关节病、1例慢性支气管炎，至少有2次随诊记录；家庭健康档案10份，并进行连续管理。

3）根据《国家基本公共卫生服务规范》管理高血压和糖尿病各10例。

4）培训期间，每位全科住院医师至少与5个家庭建立长期联系，该家庭中应包括老人、儿童、残疾人、妇女等四类人中的两类人，对家庭进行评估并实施以家庭为单位的照顾。管理家庭病床2张。

5）老年人健康综合评估的内容和方法。

全科医疗服务主要技能及例数

操作技术名称	最低例数	操作技术名称	最低例数
健康档案的书写与使用	20	老年人健康综合评估	10
规范管理高血压	10	家庭访视	5
规范管理糖尿病	10	管理家庭病床	2

3. 基本公共卫生服务（1.5 个月）

参加儿童保健门诊工作，有条件的可安排妇女保健门诊、社区精防科等科室工作。

（1）轮转目的

掌握：《国家基本公共卫生服务规范》的主要内容；新生儿访视的内容和技巧；儿童体格检查操作技术并能针对体检结果作出恰当的评价和指导；婴儿喂养指导和儿童营养咨询技术，辅助食品添加的顺序及原则；有关视力及听力筛查、口腔问题的健康教育；国家免疫规划疫苗免疫程序和其他预防接种方法，注意事项以及不良反应处理；儿童系统管理方法，完成新生儿访视、儿童智力发育测量、跟随指导医师完成儿童预防接种等工作；法定传染病的报告和处理方法、传播途径及预防原则；突发公共卫生事件的报告程序、防疫原则；健康生活方式指导与健康教育技能；社区卫生诊断技能。

熟悉：各年龄儿童保健原则、具体措施以及小儿保健组织机构；学校卫生、安全教育、性教育内容；冷链管理；儿童智力发育测量（DDST）及评价；影响老年人功能减退的因素及其预防措施；运动锻炼的积极作用与方式；老年家庭安全问题与老年营养的要求；生命质量的内涵、概念、测定方法；经期卫生及劳动保护；婚前检查的重要性及计划生育指导；孕期饮食、营养、起居环境、性生活、胎动自我监测和乳房护理；产褥期的产后访视、产褥期卫生、乳房护理及母乳喂养的有关知识；产后抑郁症筛检；围绝经期综合征的预防与诊治、激素替代疗法的适应证；妇科常见疾病（宫颈癌、乳腺癌）普查的意义和方法；孕产妇常见口腔问题的健康教育；国家有关残疾人权益的政策、法规，社区康复的组织与实施；常见传染病的检测方法和社区用药原则，传染病病人的社区随访管理方法；重性精神病患者管理服务规范，包括随访内容、转诊原则及标准、监护人管理、社区及家庭康复的原则及方法；突发公共卫生事件的应急措施、处理原则；《卫生监督协管服务规范》的内容。

了解：健康预期寿命的内涵和表达方法；老年人常见负性情绪及其表现特点；老年患者的心理问题及处理；老年口腔问题的健康教育；社区老年人分级护理概念及护理需求的评估；临终关怀的概念、镇痛、心理与社会方面的照顾原则。残疾人心理特点及其需求、咨询与康复指导。

（2）基本要求

1）参加预防接种门诊，并登记考核手册。参加儿童保健门诊，并填入登记手册。

2）参加孕妇学校及跟随带教医师进行孕产妇及新生儿访视 5 人次以上，并填入登记手册。

3）在培训期间参与 5 个以上健康问题的健康教育（可与全科医疗服务共同完成）；掌握教案撰写、课件制作、授课技巧，独立完成 2 次以上健康教育，包括设计方案，实施教育、咨询、评价等活动，每次时间不少于 30 分钟，听众不少于 15 人。

4）掌握社区卫生诊断标准，熟悉所在居委会的社区情况，能根据带教老师提供的最近一次社区卫生诊断数据，写 1 份本社区的社区卫生诊断报告。

5）有条件的可安排妇女保健门诊，熟悉各年龄阶段特别是更年期妇女保健。参与社区计划生育指导或宣传活动 1 次，并填入登记手册。

6）掌握传染病报卡。

基本公共卫生服务主要技能及例数

操作技术名称	最低例数	操作技术名称	最低例数
新生儿访视	5	儿童智力发育测查	5
儿童预防接种	10	健康教育（其中独立完成至少2次）	5

四、推荐阅读书刊

1. 梁万年，路孝琴. 全科医学. 北京：人民卫生出版社，2013

2. 祝墡珠. 全科医生临床实践. 北京：人民卫生出版社，2013

3. 杜雪平、席彪. 全科医生基层实践（卫生部全科医生规范化培训规划系列教材）. 北京：人民卫生出版社，2013

4. 刘凤奎，王仲. 全科医生临床操作技能训练（卫生部全科医生规范化培训规划系列教材）. 北京：人民卫生出版社，2013

5. 施榕，郭爱民. 全科医生科研方法（卫生部全科医生规范化培训规划系列教材）. 北京：人民卫生出版社，2013

6. 杨秉辉. 全科医学概论（全国高等学校教材）. 第3版. 北京：人民卫生出版社，2010

7. Murtagh J主编. 梁万年主译. 全科医学. 第4版. 北京：人民军医出版社，2010

8. 中国全科医学杂志.（ISSN1007-9572）

9. 中华全科医师杂志.（ISSN1671-7368）

全科医学科

附表：有关医疗卫生法律法规及重要文件推荐目录

《执业医师法》	《药品管理法》
《国家基本药物处方集》	《国家基本药物临床应用指南》
《处方管理办法》	《侵权责任法》
《医疗事故处理条例》	《医疗机构管理条例》
《国家基本公共卫生服务规范》	《传染病防治法》
《突发公共卫生事件应急条例》	《放射诊疗管理规定》
《食品安全法》	《食品安全法实施条例》
《职业病防治法》	《国家职业病防治规划（2009～2015 年）》
《尘肺病防治条例》	《职业病诊断与鉴定管理办法》
《职业健康监护管理办法》	《国家职业卫生标准管理办法》
《献血法》	《血液制品管理条例》
《血站管理办法》	《抗菌药物临床应用管理办法》
《卫生监督协管服务规范》	《病历书写基本规范》
《医疗废物管理条例》	《医疗技术临床应用管理办法》
《医疗卫生机构医疗废物管理办法》	《抗菌药物临床应用指导原则》
《医院感染管理办法》	《疫苗流通和预防接种管理条例》
《血吸虫病防治条例》	新出台的卫生相关法律法规和规定
《艾滋病防治条例》	

修　订：北京市住院医师规范化培训全科医学专科委员会
审　定：北京市住院医师规范化培训工作指导委员会

药剂科住院药师培训细则

医院药剂科工作涉及面广、实践性强，主要包括医疗（药品采购、审核处方、调配发药、药品质量管理、治疗药物监测、药品不良反应监测、药学查房与会诊、药物咨询、患者教育和提供药学信息等）、教学与科研工作，与临床各科关系密切。随着医院临床药学的发展，现代医院药学正在从药品供应管理向临床药学服务转化，医院药师实际工作的内容与传统相比发生了深刻的变化。医院药师的核心使命与价值是在以患者为中心的前提下，通过专业化药学服务，优化治疗结果，促进患者安全、有效、经济地合理用药。

住院药师培训是对拟从事医院药学工作的药学本科及其以上毕业生进行的医院药学专业培训，其目的是培养具有药品调剂和临床药学服务能力（同时具备通科药师和通科临床药师的能力）的合格人才，以满足医院药学学科发展的需求。

一、培训目标

住院药师培训为医院药师基础培训，培训内容包括从事医院药学服务所必需的基本知识、基本技能和基本理论。培训结束时，住院药师应具有良好的职业道德和人际沟通能力，能独立从事医院药剂科工作，并具备一定的教学和临床科研能力。

本培训细则所涉及的基本知识是指药物分类、药品名称、规格、用法用量、适应证、药物不良反应、相互作用、配伍禁忌和药品质量管理等履行岗位职责所必备的药学与医学相关知识。基本技能是指通科药师和通科临床药师直接参与临床药物治疗等履行岗位职责所必备的技能。通科药师的 6 大技能为审方、调配、发药、药物咨询、药物不良反应报告和药品质量管理；通科临床药师的 6 大基本技能为查房、会诊、病例讨论、患者教育、药学信息和药历书写。基本理论是指与临床药学服务相关的临床药理学、临床药剂学、药事管理和内科学等医药学基本理论。

二、培训方法

住院药师培训采用药剂科相关各部门轮转培训的方法。必须轮转的部门为门诊药房、病房药房、急诊药房、药库、药检室和临床药学室。轮转培训时间见下表。

轮转科室	时间（月）	轮转科室	时间（月）
门诊药房	≥8（发药≥2）	药库	≥0.5
病房药房	≥7	药检室	≥2
急诊药房	≥2	临床药学室	≥12
合　计			≥32

药剂科

三、培训内容与要求

（一）专业必修课程

医院药师的基本技能系列课程：审核处方、调配处方、发药、药物咨询、药品不良反应关联性评价与报告、治疗药物监测与个体化用药、药品质量管理与药事管理、药学查房、临床会诊及病例讨论、患者教育、药学情报信息、药历书写等。

在轮转期间以小讲课、系列讲座、读书报告和自修等不同形式完成。

专业课程参考书：王育琴，李玉珍，甄健存. 医院药师基本技能与实践. 北京：人民卫生出版社，2013

（二）科室轮转培训

科室轮转期间要求全面掌握 50 种重点药物的名称、规格、用法用量、适应证、禁忌证、药理作用、不良反应、相互作用和注意事项等；熟悉 100 种药物的名称、规格、用法用量、适应证、禁忌证和特殊的注意事项等（见附录）；了解所有药品的常规用法用量。

1. 门诊药房（8 个月，其中发药≥2 个月）

（1）轮转目的

掌握：处方审核、调配和发药的基本技能；高危药品管理；药品质量管理；与患者沟通的技能。

熟悉：药物咨询；药品不良反应呈报方法和流程；麻醉药品、精神药品、医疗用毒性药品品种和处方限量等特殊药品管理规定；门诊药房工作内容和流程。

了解："药品管理法""处方管理办法"等法律法规文件；高血压、糖尿病、高血脂和脑卒中等慢病用药特点及用药原则；特殊人群用药特点及用药原则。

（2）基本要求

工 作 内 容	数 量
审核处方	≥50 张/日，累计发现不合理处方≥100 例次
调配处方	≥300 张/日
发药（工作 1 年后）	≥300 张/日

（3）较高要求

工 作 内 容	数 量
药品不良反应/事件报告（ADR、ME）	≥2 例次
药物咨询	≥5 人次
处方点评	≥1 次/月

药
剂
科

2. 急诊药房（2个月）

（1）轮转目的

掌握：急诊常用药物的名称、规格、用法用量、适应证、禁忌证、药理作用、不良反应和注意事项等；常用急救药物及中毒解救药物的使用；配合抢救的能力。

熟悉：突发事件应急响应中的药品使用管理；急诊药房工作内容和流程。

了解：突发事件药事应急响应流程。

（2）基本要求

工 作 内 容	数　　量
审核处方	≥50 张/日，累计发现不合理处方≥30 例次
调配处方	≥100 张/日
发药	≥100 张/日

（3）较高要求

工 作 内 容	数　　量
药品不良反应报告	≥2 例次
参与处理应急事件	≥1 次
处方点评	≥1 次/月

3. 病房药房（7个月）

（1）轮转目的

掌握：审核医嘱、调配和发药的基本技能；麻醉药品、精神药品、医疗用毒性药品的管理要求；高危药品管理；药品质量管理；与医护患沟通的技能；配合临床抢救药品的供应及解决用药问题的能力。

熟悉：药物咨询与患者教育；药品不良反应关联性评价方法；抗菌药物分级管理办法及围术期抗菌药物合理使用原则；医院药品分级管理内容；特殊人群用药特点及用药原则；药房自动化设备的性能及使用；病房药房工作内容和流程。

了解：病区基数药品管理方法；专科或单病种用药特点及用药原则。

药剂科

（2）基本要求

工　作　内　容	数　量
审核医嘱	≥10 例/日，累计发现不合理用药≥100 例次
调配注射剂	≥200 条/日
调配口服制剂	≥60 张病床/日
药品有效期检查登记	≥1 次/月
冰箱温度检查登记	≥1 次/日
病区药品质量定期检查	≥2 次
病区或手术室麻醉药品定期检查	≥1 次
药物咨询	≥5 人次

（3）较高要求

工　作　内　容	数　量
药品不良反应关联性评价及报告（ADR、ME）	≥2 例次
提供药物信息	≥5 人次
Ⅰ类切口围术期抗菌药物使用调查	≥30 例
医嘱点评	≥1 次/月
患者教育	≥5 人次

4. 药库（0.5 个月）

（1）轮转目的

熟悉：药品采购、验收、保管等工作流程和要求；本院基本用药目录；特殊贮存条件的药品管理。

了解：药品流通等经济管理基本知识；"药品管理法"等相关政策与法规。

（2）基本要求

工　作　内　容	数　量
药品出库发药	≥20 种/日
参与药品出入库验收	≥10 批次
参与库内药品日常养护	≥100 种

药剂科

（3）较高要求

工 作 内 容	数 量
药品储藏适宜性检查报告	≥1 份

5．药检室（2 个月）

（1）轮转目的

掌握：药品质量管理方法和常用医院制剂检验方法。

熟悉：药品质量控制工作内容和流程；《药品管理法》、《中国药典》等关于药品质量的相关内容。

了解：药品质量问题追踪流程与评估报告。

（2）基本要求

工 作 内 容	数 量
院内制剂质量检验	≥10 个制剂品种
外购药品质量检查	≥50 批次

（3）较高要求

工 作 内 容	数 量
药品质量问题的追踪流程与报告	≥1 份
查询《中国药典》药品质量相关内容，解决实际问题	≥1 个案例

6．临床药学室（12 个月）

（1）轮转目的

掌握：审核医嘱及干预的技能；治疗药物监测数据分析与评估，提供个体化用药建议；感染性疾病和另外两种常见疾病（高血压、糖尿病、高血脂、脑卒中、哮喘、肾病、肿瘤等）的药物治疗原则或治疗指南；药物信息检索和评估；药物咨询；患者教育；药历书写；与医护患沟通技能。

熟悉：制定并实施药学监护计划；特殊人群用药特点及用药原则；临床药学室工作内容和流程。

了解：药学查房；临床会诊和病例讨论；感染性疾病和上述两种疾病的临床表现和诊断学相关知识。

药
剂
科

（2）基本要求

工 作 内 容	数 量
审核医嘱：轮转科室的医嘱审核	累计发现不合理用药≥100 例次
治疗药物监测：数据分析与评估	≥5 人次
药物咨询	≥10 人次
患者用药教育	≥20 人次
文献检索：药物信息检索	≥20 个问题
参与"药讯"出版工作	≥2 次
查房：完成感染和另外两科（呼吸、消化、心内、内分泌、神经内科、普外科、ICU、肿瘤等）的临床药师轮转	每个专科≥2 个月
参加病例讨论，完成病例分析	≥10 例次
药历书写：为重点监护患者建立药历	≥10 例
药品不良反应关联性评价及报告	≥10 例次
教学：提供专业讲课	≥2 次

（3）较高要求

工 作 内 容	数 量
药学监护：制定并实施药学监护计划	≥5 例
个体化用药：方案制定及调整	≥2 例
科研：撰写个案分析、新药介绍、综述、研究论文	≥1 篇

四、推荐阅读书刊

1. 王育琴，李玉珍，甄健存. 医院药师基本技能与实践. 北京：人民卫生出版社，2013
2. 吴永佩，张钧. 医院管理学药事管理分册. 第 2 版. 北京：人民卫生出版社，2011
3. 翟所迪. 药物治疗学. 北京：中央广播电视大学出版社，2005
4. 甄健存. 突发事件应急药事管理. 北京：人民卫生出版社，2010
5. 李家泰. 临床药理学. 第 3 版. 北京：人民卫生出版社，2011
6. 国家药典委员会. 中华人民共和国药典临床用药须知. 北京：中国医药科技出版社，2011
7. 中国国家处方集. 北京：人民军医出版社，2010
8. 陈新谦. 新编药物学. 第 17 版. 北京：人民卫生出版社，2011
9. 四川美康医药软件研究开发有限公司. 国家食品药品监督管理局药品评审中心监制. 药物临床信息参考. 重庆：重庆出版社，2010
10. 希恩·C·斯威曼. 马丁代尔药物大典. 第 35 版. 北京：化学工业出版社，2009

11. David W. Sifton. Physicians' Desk Reference. Medical Economics, 2006
12. 王秀兰. 张淑文主译. 临床药物治疗学. 北京：人民卫生出版社，2007
13. 陆再英. 钟南山. 内科学. 第 7 版. 北京：人民卫生出版社，2008
14. 中华医学会. 临床诊疗指南. 系列丛书. 北京：人民卫生出版社，2005
15. 陈文彬，等. 诊断学. 第 6 版. 北京：人民卫生出版社，2006

附录一、要求掌握的 50 种重点药物

抗感染	青霉素类	青霉素
	头孢菌素类	头孢呋辛，头孢曲松
	碳青霉烯类	亚胺培南–西司他丁钠
	氨基糖苷类	阿米卡星
	大环内酯类	阿奇霉素
	氟喹诺酮类	左氧氟沙星
	硝咪唑类	甲硝唑
	唑类抗真菌药	氟康唑
神经系统	镇痛药	吗啡，羟考酮
	非甾体抗炎药	阿司匹林，对乙酰氨基酚
	抗痛风药	别嘌醇，苯溴马隆
	抗癫痫药	卡马西平，丙戊酸
	抗焦虑药	地西泮，艾司唑仑
	抗震颤麻痹药	多巴丝肼
	抗抑郁药	氟西汀
	抗血小板药	氯吡格雷
心血管系统	利尿药	呋塞米，螺内酯
	β 受体阻断药	美托洛尔
	血管紧张素转换酶抑制剂	卡托普利
	钙离子通道阻滞药	硝苯地平
	血管紧张素受体阻断剂	氯沙坦
	血管扩张药	硝普钠
	强心药	地高辛
	抗心律失常药	胺碘酮
	抗心绞痛药	硝酸甘油，单硝酸异山梨酯
	调血脂药	辛伐他汀

药剂科

内分泌系统	胰岛激素	胰岛素
	双胍类	二甲双胍
	胰岛素促泌剂	格列美脲
	α糖苷酶抑制剂	阿卡波糖
呼吸系统	平喘药	沙丁胺醇，氨茶碱
消化系统	H_2受体阻断剂	西咪替丁
	质子泵抑制剂	奥美拉唑
血液系统	抗凝剂	低分子肝素，华法林
激素	甲状腺激素	甲状腺素
	糖皮质激素	泼尼松，地塞米松
其他	电解质	氯化钾
	免疫抑制剂	甲氨蝶呤，环孢素

药剂科

附录二、要求熟悉的 100 种药物

抗感染类	青霉素类	阿莫西林，苄星青霉素
	头孢菌素类	头孢哌酮舒巴坦，头孢他啶，头孢吡肟
	碳青霉烯类	美洛培南
	氨基糖苷类	链霉素，依替米星
	大环内酯类	克拉霉素
	糖肽类	万古霉素
	氟喹诺酮类	莫西沙星
	抗真菌药	两性霉素 B，伊曲康唑
	抗病毒药	阿昔洛韦
神经系统	镇痛药	曲马多
	非甾体抗炎药	布洛芬，双氯芬酸，塞来昔布
	抗癫痫药	苯巴比妥，苯妥英钠，托吡酯
	镇静催眠药	佐匹克隆，唑吡坦，咪达唑仑
	抗焦虑药	劳拉西泮
	抗震颤麻痹药	吡贝地尔，普拉克索，苯海索
	抗精神病药	奋乃静
	抗抑郁药	舍曲林，文拉法辛
	抗血小板药	奥扎格雷
	脑血管药	尼莫地平，氟桂利嗪，培他司汀
	抗老年痴呆药及改善脑代谢药	多奈哌齐
	麻醉药及辅助用药	利多卡因
心血管系统	α 受体阻断药	哌唑嗪，特拉唑嗪
	α、β 受体阻断药	拉贝洛尔
	β 受体阻断药	比索洛尔
	钙离子通道阻滞药	维拉帕米，氨氯地平
	强心药	去乙酰毛花苷
	抗心律失常药	普罗帕酮
	抗休克的血管活性药	肾上腺素，多巴胺
	调血脂药	吉非贝齐
呼吸系统	祛痰药	氨溴索，乙酰半胱氨酸
	平喘药	异丙托溴铵，布地奈德福莫特罗，沙美特罗替卡松
	过敏介质阻释药	孟鲁司特钠

消化系统	抗酸药	铝碳酸镁
	胃肠解痉药	山莨菪碱
	助消化药	干酵母，胰酶
	胃黏膜保护药	枸橼酸铋钾，硫糖铝
	胃动力药	甲氧氯普胺，多潘立酮
	镇吐药	昂丹司琼
	泻药	聚乙二醇
	止泻药	双八面体蒙脱石
	利胆药	熊去氧胆酸
	微生态制剂	双歧杆菌、嗜酸乳杆菌、肠球菌三联活菌胶囊
	营养药	肠内营养乳剂，复方氨基酸，脂肪乳注射液
血液系统	抗贫血药	琥珀酸亚铁，叶酸
	促凝血药	鱼精蛋白，血凝酶，酚磺乙胺
	抗凝血药	巴曲酶
	血浆制品	纤维蛋白原，人血白蛋白，丙种球蛋白
	促白细胞增生药	利血生
抗肿瘤药	烷化剂	环磷酰胺
	抑制核酸合成的药物	氟尿嘧啶
	干扰 RNA 合成的药物	柔红霉素
	影响蛋白质合成与功能的药物	长春新碱
	影响激素平衡的药物	他莫昔芬
	直接破坏 DNA 结构与功能的药物	顺铂
激素类	糖皮质激素	氢化可的松，甲泼尼龙
	性激素	戊酸雌二醇，甲羟孕酮
其他	抗变态反应药	氯苯那敏
	抗甲状腺药	甲巯咪唑
	矿物质、水和电解质等平衡药	葡萄糖酸钙，乳酸钠林格溶液，口服补液盐
	脱水剂	甘露醇
	毒性药	亚砷酸
	解毒药	亚甲蓝，氯解磷定，硫代硫酸钠

注：要求掌握和熟悉的 150 种药物均选自国家基本药物目录（2013 版）和中国国家处方集。

修　订：北京市住院医师规范化培训医院药师专科委员会
审　定：北京市住院医师规范化培训工作指导委员会

药剂科